糖尿病视网膜
病变防治新概念

吕 骄 / 主编　　赵培泉 / 审

上海科学技术文献出版社
Shanghai Scientific and Technological Literature Press

图书在版编目（CIP）数据

糖尿病视网膜病变防治新概念 / 吕骄主编. —上海：上海科学技术文献出版社，2025. —ISBN 978-7-5439-9383-9（2025.8重印）

Ⅰ. R587.2；R774.1

中国国家版本馆CIP数据核字第2025KD1147号

责任编辑：付婷婷　仲书怡
封面设计：蘑菇飞侠

糖尿病视网膜病变防治新概念

TANGNIAOBING SHIWANGMO BINGBIAN FANGZHI XINGAINIAN

吕　骄　主编

出版发行	上海科学技术文献出版社
地　　址	上海市淮海中路1329号4楼
邮政编码	200031
经　　销	全国新华书店
印　　刷	商务印书馆上海印刷有限公司
开　　本	720mm×1000mm　1/16
印　　张	12.5
字　　数	172 000
版　　次	2025年6月第1版　2025年8月第2次印刷
书　　号	ISBN 978-7-5439-9383-9
定　　价	58.00元

http://www.sstlp.com

序 言

让我们直面几个关键问题：

你知晓全球哪个国家是糖尿病患者的"冠军"吗？

糖尿病是否潜藏着失明的风险？哪些群体面临的风险最高？

面对糖尿病视网膜病变（diabetic retinopathy，DR），我们有哪些有效的防治手段？

若心中存疑，不妨翻开此书，寻找答案。

依据2021年国际糖尿病联盟（International Diabetes Federation，IDF）的数据，中国糖尿病患者总数已突破1.4亿大关，约占成年人口的13%。其中，约有18.45%的糖尿病患者饱受DR的困扰，这一数字高达2 583万。更令人担忧的是，至2024年底，糖尿病及DR患者的数量仍在持续攀升。DR已成为威胁我国青壮年视力健康的重大隐患。

作为一名有十多年眼科临床经验的医生，我目睹了众多DR导致的失明案例。这些患者往往对DR的危害及防治措施知之甚少，也未能及时获得内科与眼科医生的共同关注与治疗。那么，如何更有效地推动我国糖尿病患者的防盲治盲工作？关键在于提升糖尿病患者、非眼科专业的医护人员以及年轻眼科医师对DR防治科学

理念的认识,更新他们的防治观念。然而,当前面向这些群体的眼科专业科普书籍仍显匮乏。

基于此,我结合自身的临床研究与实践经验,精心提炼并探讨了近年来国内外DR防治的最新理念。书中穿插了真实案例与病例图片,以浅显易懂的方式呈现了针对糖尿病患者的防盲治盲实用策略。本书旨在让广大糖尿病患者、年轻眼科医师以及非眼科专业的医护人员,在短时间内对DR防治的新理念和新策略有一个清晰而全面的认识。

目 录

一、糖尿病和防盲新理念 | 1

二、糖尿病视网膜病变的概述和眼底筛查 | 9

三、先进的仪器可以发现早期糖尿病视网膜病变 | 24

四、青年和儿童糖尿病视网膜病的特征概述 | 37

五、深入浅出说糖尿病视网膜病变的机制 | 44

六、降糖治疗与糖尿病视网膜病变 | 52

七、高血压控制有利于防控糖尿病视网膜病变 | 56

八、糖尿病视网膜病变与肥胖、血脂和降脂药物 | 59

九、新的不良生活方式与糖尿病视网膜病 | 61

十、糖尿病视网膜病高危人士的画像 | 67

十一、糖尿病视网膜病变筛查：转诊、远程医疗、AI 助医新理念 | 70

十二、糖尿病视网膜病致盲的原因及治疗概述 | 76

十三、视网膜激光光凝术治疗糖尿病视网膜病变 | 85

十四、抗 VEGF 药物——治疗糖尿病视网膜病变的新方法 | 95

十五、糖尿病黄斑水肿的综合治疗 | 102

十六、局部糖皮质激素治疗糖尿病视网膜病变 | 116

十七、开发治疗糖尿病视网膜病变的新药物 | 118

十八、糖尿病视网膜病变的玻璃体腔注药术详解 | 121

十九、增殖期糖尿病视网膜病的玻璃体手术 | 124

二十、糖尿病视网膜病与黄斑缺血 | 147

二十一、糖尿病视网膜病变合并虹膜新生血管或
　　　　青光眼 | 154

二十二、糖尿病视网膜病变与白内障手术 | 158

二十三、增殖期糖尿病视网膜病变反复视网膜出血 | 162

参考文献 | 171

结　语 | 187

糖尿病视网膜病变风险自我判断调查问卷 | 188

一、糖尿病和防盲新理念

2021年夏天，娱乐圈某知名经纪人"切胃"的新闻一度登上热搜。为了控制体重和治疗糖尿病，她选择进行"切胃"手术。

千百年来，糖尿病或者中医的消渴症，作为一种侵蚀人类健康的慢性全身性疾病，致无数人于死地。在胰岛素发现之前，患上糖尿病就无异于提前迈向衰老和死亡。糖尿病患者会出现干渴、消瘦、多尿、失明、烂足，最终因中风、心脏病发作、肾功能衰竭而死亡。

1. 胰岛素相对或绝对不足

糖尿病是一种以高血糖为特征的全身代谢性疾病。除了高血糖和尿糖，患者常有"三多一少"症状，即多饮、多食、多尿和体重减少。糖尿病的病因为胰岛素的分泌不足或胰岛素作用受损，导致体内葡萄糖代谢异常，出现高血糖。

2. 糖尿病新趋势：全球日益庞大的患病人群

糖尿病发病人数爆发式增长。到2021年，中国糖尿病患者总数已超过1.4亿，糖尿病患病率在11.2%～11.9%之间。"996"工作状态的年轻人，因为不健康的生活习惯，成了糖尿病的新宠。

尽管我国糖尿病患者人数庞大，但令人惊讶的是，糖尿病患者的治疗率和血糖控制达标率却不到50%。尤其在医疗资源相对有限的农村地区，糖尿病患者的管理和治疗难度更大。糖尿病带来的并发症，损害眼睛、心脏、肾脏、脑及周围神经、骨骼、皮肤等各个系统，已经成为重大的社会健康问题。

3. 糖尿病诊断新标准

糖尿病的临床诊断标准为慢性高血糖以及血糖异常波动，目前国内外认可的糖尿病诊断标准为1999年世界卫生组织（WHO）发布的静脉血糖和糖化血红蛋白指标（表1-1）。

表1-1 现行糖尿病诊断标准

诊断标准	静脉血葡萄糖或 HbA_{1c}（糖化血红蛋白）水平
典型糖尿病症状	
加上随机血糖	大于等于 11.1 mmol/L
或加上空腹血糖	大于等于 7.0 mmol/L
或加上OGTT（口服葡萄糖耐量实验）2小时血糖	大于等于 11.1 mmol/L
或加上 HbA_{1c}	大于等于 6.5%
无糖尿病典型症状者，需改日复查确认	

2024年3月28日，国际糖尿病联盟在《糖尿病研究与临床实践》杂志[1]上发布了关于糖尿病诊断标准的声明，引发全球内分泌学界的高度关注。该声明首次将口服葡萄糖耐量试验（OGTT）后1小时血糖纳入高血糖的诊断标准，具体如下：

（1）1小时血糖≥8.6 mmol/L：患者可能患有中度高血糖，包括空腹血糖受损和糖耐量异常（糖尿病前期）。建议进行生活方式干预，并鼓励参与糖尿病预防计划。

（2）1小时血糖≥11.6 mmol/L：患者可能患有2型糖尿病。应复查以确认2型糖尿病的诊断，并进行进一步评估和治疗。

声明建议，对于高危人群，如合并超重/肥胖、年龄≥35岁、有妊娠糖尿病史、多囊卵巢综合征病史、高血压、糖尿病家族史等，应进行2型糖尿病的筛查。

声明带来的影响是巨大的，有助于发现更多 OGTT 1 小时血糖升高而 OGTT 2 小时血糖回落到正常范围内的人群，他们将被诊断为糖尿病前期状态或糖尿病，意味着我国短期内新增诊断为糖尿病前期或糖尿病的人数不下百万。这反映出全球范围内糖尿病高发的严峻性，以及加强管理和治疗糖尿病的迫切性。

4. 糖尿病诊断：精准化与早期发现

传统诊断标准（如空腹血糖、餐后血糖和糖化血红蛋白）对早期糖尿病及糖尿病前期的识别能力仍显不足。新的诊断理念强调早期发现高危人群，并预测糖尿病并发症的风险。可纳入如下实验室指标作为参考：

（1）糖化白蛋白（glycated albumin，GA）：GA 作为短期血糖波动的敏感指标，能弥补糖化血红蛋白（HbA1c）对血糖短期变化反映迟滞的缺陷，尤其适用于妊娠糖尿病和贫血患者。[2]

（2）动态血糖监测（continuous glucose monitoring，CGM）：CGM 通过实时监测患者全天血糖变化，提供更详细的血糖波动信息，有助于捕捉糖尿病前期的异常波动模式，促进更早期的干预。[3]

（3）胰岛功能评估：应用血液 C 肽分泌水平以及胰岛素敏感性指数（HOMA-IR）评估胰岛功能，能够识别潜在糖尿病高危人群，并指导个性化治疗。[4]

（4）基于多组学的风险预测模型：融合基因组、蛋白组和代谢组数据，构建糖尿病发病及并发症风险评估模型，可在无症状阶段识别高危个体，推动精准预防。[5]

5. 治疗糖尿病的新方法

（1）1 型糖尿病（type 1 diabetes mellitus，T1DM）：自身免疫性疾病，患者的免疫系统错误地攻击并破坏胰岛 β 细胞，导致胰岛素分泌减少或完全缺乏。通常发生在儿童或青少年时期，但也可在成年期发病。患者需要终生依赖胰岛素注射来控制血糖。

尽管目前尚无根治1型糖尿病的方法，但随着医学研究的不断推进，目前已经有一些新兴的治疗途径问世。

人工胰腺[6]：顾名思义，是一种结合现代糖尿病管理的医疗设备系统，包含持续葡萄糖监测仪（continuous glucose monitor，CGM）、胰岛素泵（insulin pump）、控制算法（control algorithm）三大部件形成的闭环系统，先感知检测血糖，再设定个体化参数，自动调节胰岛素的输注量，模拟机体血糖感知和调节功能。该系统有助于患者更好地管理血糖。

胰岛移植[7]：将健康的胰岛细胞移植到患者体内，以恢复胰岛素的分泌功能。目前，胰岛移植技术仍面临免疫排斥反应等挑战。

干细胞疗法[8]：利用干细胞分化成胰岛β细胞，并移植到患者体内，可能在未来成为一种有效的治疗方法。

免疫调节疗法：研究人员正在探索如何通过调节免疫系统，阻止或逆转胰岛β细胞的破坏过程，从而预防或延缓1型糖尿病的发生。

（2）2型糖尿病（type 2 diabetes mellitus，T2DM）：病因包括胰岛素分泌不足和胰岛素抵抗，有家族聚集特征，与遗传因素、肥胖、缺乏运动和不健康的生活方式有关。通常发生在成年人中，但由于肥胖和不健康的生活方式，近年来越来越多的青少年也患上了2型糖尿病。2型糖尿病起病潜隐和缓慢，早期症状不明显，许多患者在确诊时已经存在各器官的并发症。

目前，2型糖尿病无法彻底治愈。药物和改善生活方式可以控制血糖，改善临床症状，降低各器官并发症的发生率。一部分早期2型糖尿病患者在积极的药物治疗下，通过运动、饮食、健康管理和体重控制，将血糖长期维持在正常范围内。然而，这并不意味着糖尿病已被治愈。患者仍需保持健康的生活方式，以降低病变发展的风险。

(3) 妊娠期糖尿病

① 定义：妊娠期糖尿病是在怀孕期间首次发现的糖尿病，与孕妇饮食超量、运动减少，以及胎盘分泌的激素干扰胰岛素的作用相关，通常在妊娠中期或后期发生。

② 治疗：妊娠期糖尿病的治疗主要通过控制饮食、适当增加体力活动和胰岛素治疗（如有必要）。妊娠期糖尿病通常在孕妈分娩后得到缓解。然而，妊娠期糖尿病是孕妈未来患2型糖尿病的重要风险因素。孕妈即使在分娩后血糖恢复正常，仍然需要保持健康的生活方式和定期的血糖监测，以降低未来发生糖尿病的风险。

（4）特殊类型糖尿病和其他特定类型糖尿病

① 由特定的遗传缺陷、胰腺疾病、内分泌疾病、药物或化学物质引起。

② 单基因糖尿病（MODY）[9]：为常染色体显性遗传的早发性糖尿病，占儿科糖尿病患者群的1.1%～6.5%，由调控胰岛β细胞功能的特定基因突变引起。

③ 胰腺疾病相关的糖尿病：如慢性胰腺炎、胰腺切除术后引起的糖尿病。

④ 内分泌疾病相关的糖尿病：如库欣综合征、甲状腺功能亢进等引起的糖尿病。

⑤ 药物或化学物质引起的糖尿病：如长期使用糖皮质激素或某些抗肿瘤药物。

⑥ 继发于其他疾病，取决于其病因和病程。在某些情况下，控制或去除引起糖尿病的原发病因有助于缓解甚至治愈该类糖尿病。

6. 防治糖尿病的新政策

为深入开展糖尿病防治专项行动，切实维护广大人民群众健康，国家卫生健康委等14个部门联合制定了《健康中国行动——糖尿病防治行动实施方案（2024—2030 年）》，扎实推进糖尿病防治工作，提升糖尿病防治成效。

7. 糖尿病全身并发症的危害

糖尿病患者会发生多器官病理性衰老。有科学家发现，无论糖尿病类型如何，糖尿病患者 DNA 的端粒长度都比非糖尿病患者短，2 型糖尿病的端粒缩短更明显。DNA 端粒是决定人体衰老的重要分子结构，端粒越短，人体衰老程度越严重。

糖尿病相关全身多器官并发症可导致糖尿病患者的全因死亡率升高。

（1）心：2 型糖尿病患者死于心血管疾病的可能性是普通人群的 4 倍。[10]

（2）肾：过去 30 年中，糖尿病肾病已成为发达国家和发展中国家人群罹患终末期肾病的最常见原因。[11]

（3）脑：约 30% 的急性脑卒中患者患有 1 型或 2 型糖尿病，其中一些患者在此之前并未被诊断出糖尿病。[12]

（4）癌：糖尿病患者罹患结直肠癌、胰腺癌、原发性肝癌和乳腺癌的风险显著增加。[13—15]

（5）眼：在 20 至 79 岁的糖尿病患者中，糖尿病视网膜病变（diabetic retinopathy, DR）的总体患病率为 34.6%，增殖期 DR（proliferative diabetic retinopathy, PDR）的总体患病率为 7%，威胁患者视力。[16]

预计未来几年，DR 的全球患病人数将显著增加，从 2020 年的约 1.03 亿人增加到 2030 年的 1.3 亿人，再到 2045 年的 1.61 亿人。到 2030 年，北美和欧洲等传统高收入地区的 DR 患病人数的增长率相对较低，从 10.8% 到 18.0% 不等。相比之下，西太平洋、南美洲和中美洲、亚洲、非洲、中东和北非等中低收入地区的增长率要高得多,从 20.6% 到高达 47.2% 不等。[17]

关于 DR 的防治将在后续章节全面讲述。

(6) 其他并发症：包括糖尿病脑病和抑郁状态、肠道菌群失调和功能紊乱、周围神经病变相关的肢体麻木、皮肤改变和糖尿病足等。

典 型 病 例

(1) 患者,女,63 岁,2 型糖尿病 16 年,HbA1c 大于 8%,突发右眼视力下降,视力为眼前指数(图 1-1)。

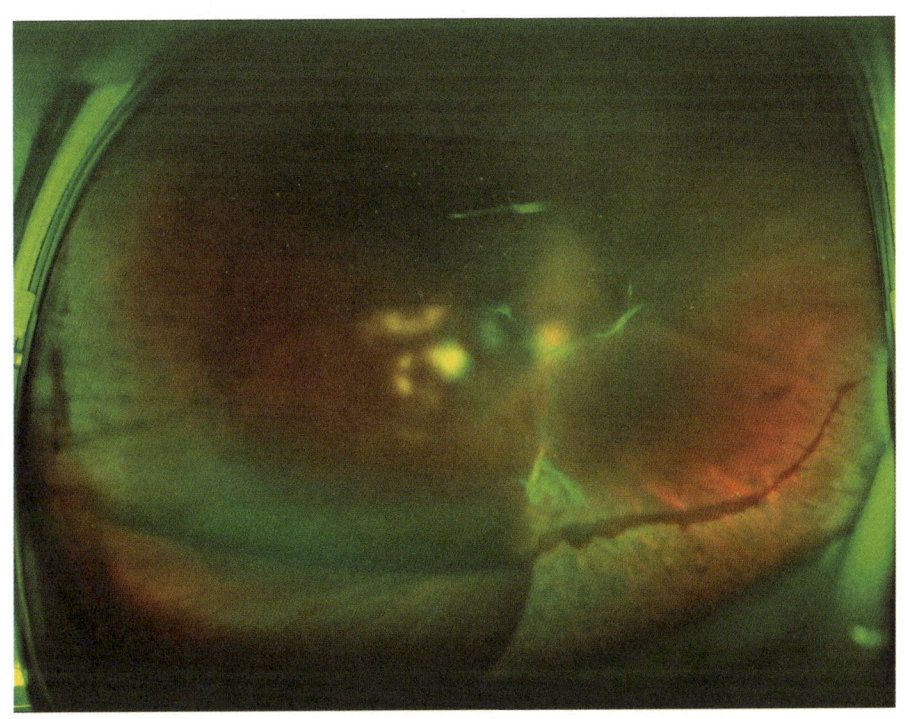

图 1-1 超广角眼底照相示 DR 合并玻璃体积血

(2) 患者,女,27 岁,2 型糖尿病 5 年,血糖控制不佳,HbA1c 大于 9%,视力下降半年,就诊时视力为眼前手动(图 1-2)。

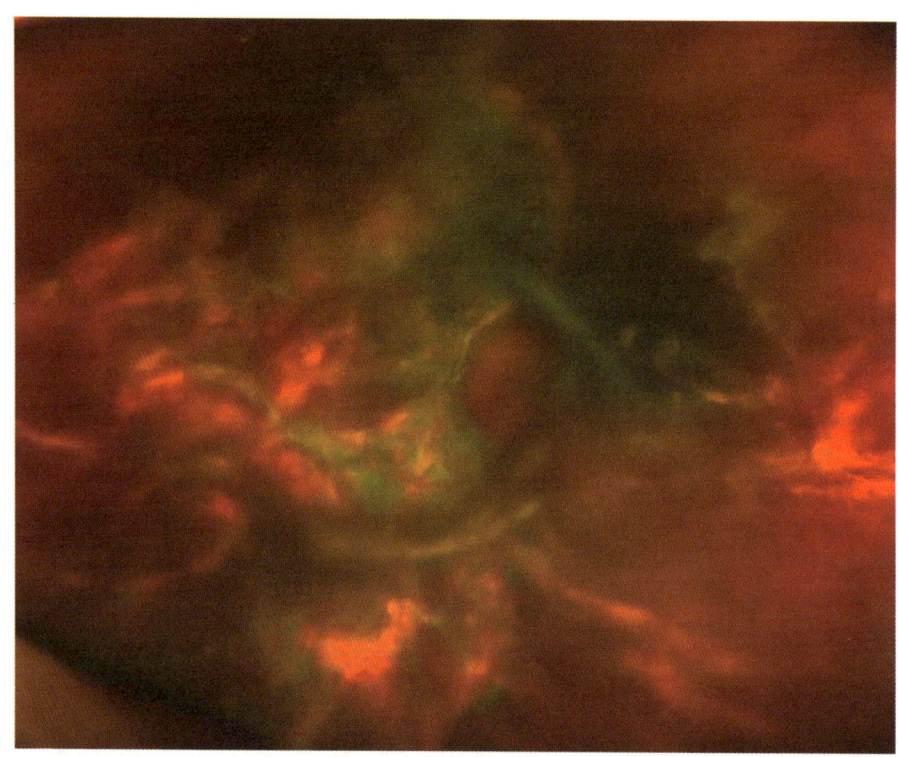

图 1-2　超广角眼底照相示右眼 PDR，牵引性视网膜脱离，合并玻璃体积血

总结：了解糖尿病诊断新标准、防控新理念、防治新政策，是防治糖尿病致盲的基础。

二、糖尿病视网膜病变的概述和眼底筛查

我国糖尿病视网膜病门诊的患者群体分为三类，第一类患者有糖尿病视网膜病变，已经出现视力减退甚至失明，占就诊人数一半以上；第二类患者血糖控制不佳，被内科督促来眼科查眼底（广义的眼底概念，包含视网膜、脉络膜、玻璃体）；第三类患者听闻糖尿病会致盲，自觉来查眼底，但这类患者不到总人数的 1/5。他们大概率会问："我糖尿病会不会失明？怎么防怎么治？"我会告诉他们，确诊糖尿病后，眼科是必来之地，全面检查眼底不仅有利于发现并干预 DR，且更有利于防控糖尿病的全身并发症。

1. DR 是工作年龄人群最重要的致盲眼病

根据 2021 年国际糖尿病联盟（IDF）统计，我国糖尿病患者数量居世界之首，超过 1.4 亿，DR 的患病率为总糖尿病患病人数的 18.45%。DR 是糖尿病微血管并发症之一，会导致不可逆的视力丧失，已经成为重大的公共卫生问题。

2. DR 防控新理念

精准医学和智慧医疗时代，DR 的防治从传统被动治疗向全程动态管理转型，强调早期预测、精准干预和个性化治疗。

（1）早期筛查是基础：

① 眼底筛查结合 AI 技术：眼底图像结合人工智能技术分析，提升

DR筛查效率，实现疾病精准分期，推动DR基层普查。[18]

② 生物信息整合：结合临床多组学数据预测糖尿病患者患DR风险，为DR筛查提供更高效的风险分层模型。[19]

（2）个体化干预是手段：

① 实时动态血糖监测：动态监测血糖波动，优化治疗目标，避免血糖过度或不足干预，减少DR发生发展。

② 系统性健康管理：结合血糖、血压、血脂和生活方式等个体化数据，制定综合调控策略，改善DR患者预后。

③ 药物优化：未来有望通过药物基因组学，预测个体药物反应，减少药物不良反应，改善DR治疗效果。

（3）生物标志物导向治疗是方向：

① 精准靶点挖掘：蛋白标志物为DR靶向药物开发提供基础。

② 基因编辑和细胞治疗：CRISPR技术和干细胞疗法在修复视网膜损伤和改善微血管功能方面展现潜力。[20, 21]

③ 炎症调控策略：探索与DR相关的炎症因子通路（如TNF-a、VEGF），设计抗炎疗法以延缓病变进展。

3. DR发病过程和致盲原因

俗称的眼底检查，包括视网膜以及与其毗邻的脉络膜和玻璃体组织检查。

视网膜是形成视觉的"底片"：视网膜位于眼球内层，是在玻璃体和脉络膜之间的神经组织，分为感光的神经上皮层和非感光的色素上皮层。

视网膜是脑在胚胎发育过程中向眼球内延伸出的一块富含神经和血管的组织。视网膜内的神经细胞负责接收并处理外界光信号，产生视觉；视网膜内各级血管网络为神经细胞输送营养元素和氧，维持神经细胞的正常工作。视网膜就像胶片照相机的底片一样，清晰健康的"底片"能让我们看清斑斓多彩的世界。黄斑是视网膜的中心部分，富含高密度的视锥细胞。视网膜的解剖结构主要包括以下几部分：

视网膜解剖结构（图2-1从外至内排列如下）

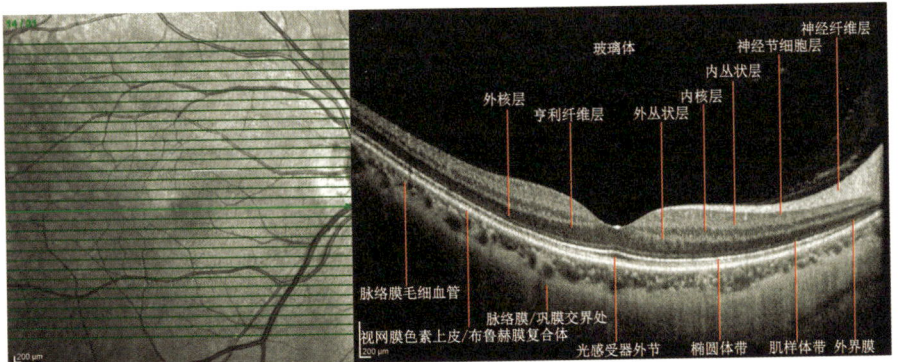

图2-1 增强深度成像光学相干断层扫描（EDI-OCT）示：正常黄斑以及视网膜各层（右眼）

（1）视网膜色素上皮层（RPE）即非感光层：单层六边形色素细胞，吸收散射光线，为光感受器提供营养，并清除代谢废物。

（2）视网膜神经上皮层结构

① 光感受器层（又称感光细胞层）：包含视杆细胞（暗光下视觉）和视锥细胞（黄斑区，感受颜色和精细视觉）。

② 外界膜：光感受器与支持细胞交界的结构。

③ 外核层：包括光感受器细胞的细胞核，是最先接收并处理外界光信号的细胞层面。

④ 外丛状层（黄斑区也称为亨利纤维层）：光感受器细胞与双极细胞、水平细胞的突触区，进行信号整合。

⑤ 内核层：含有双极细胞、水平细胞和无长突细胞，负责初级信号处理。

⑥ 内丛状层：双极细胞与神经节细胞的突触区，整合后的信号在此传递至神经节细胞。

⑦ 神经节细胞层：节细胞核聚集区。

⑧ 神经纤维层：由节细胞的轴突组成，这些轴突最终形成视神经，

传递信号至大脑。

⑨ 内界膜：视网膜最内层，靠近玻璃体，由视网膜内的 Müller 细胞足突形成，起保护和支持视网膜结构的作用。

视网膜功能分区（图 2-2）

（1）黄斑：黄斑是视网膜中心区域，负责 70% 的视觉功能。中心凹位于黄斑中心，视锥细胞为主要的感光细胞，提供最高的视觉分辨率和色觉。

（2）外周视网膜：视杆细胞多，用于感受弱光和运动视觉，负责周边视觉。

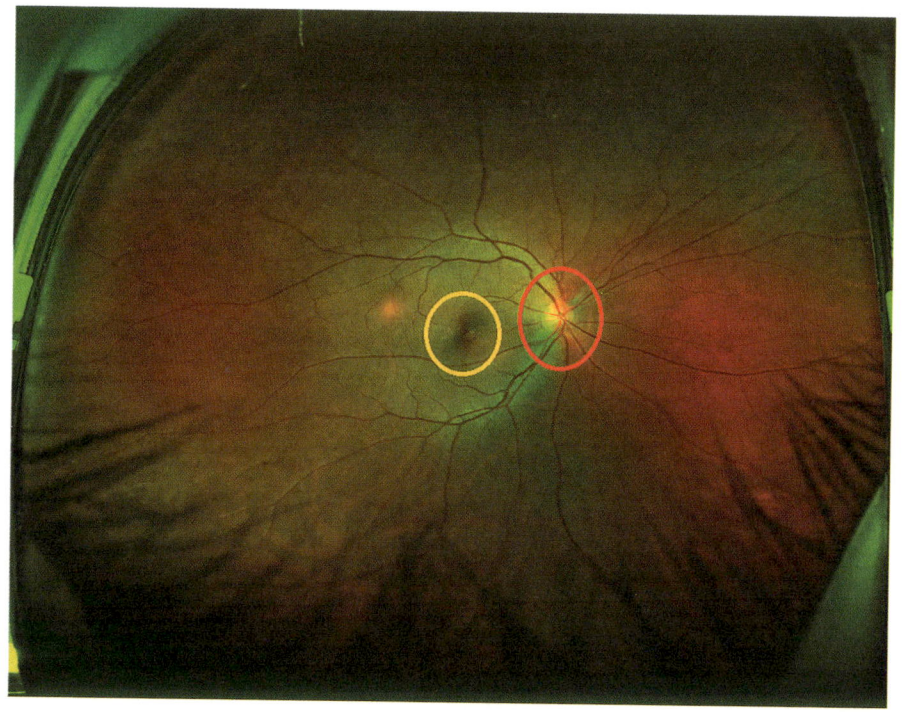

图 2-2　超广角眼底照相示正常人视网膜影像（右眼），黄色圆圈内为视网膜黄斑区，红色圆圈内为视神经乳头区域

视网膜的血液供应

（1）视网膜微循环系统：供应视网膜内层（神经纤维层至内核层）。

视网膜微循环由三级动脉、毛细血管床和三级静脉组成，具有严格的组织结构和功能分化。

① 视网膜的动脉系统：是无吻合的终末型动脉，与心、脑动脉类似，提供单一供血路径，一旦血管闭塞将导致严重视网膜缺血。

② 毛细血管床：包括浅层和深层两个网络，浅层主要位于神经纤维层，深层位于内核层，负责氧气和营养物质交换。

③ 静脉系统：各级静脉汇合入视网膜中央静脉，排出代谢产物。

（2）脉络膜毛细血管：供应视网膜外层以及 RPE 层。

DR 是神经-血管单位病变

根据《我国糖尿病视网膜病变临床诊疗指南（2022 年）》，DR 被定义为长期高血糖导致的视网膜微血管和神经细胞的双重病变，相当于形成视觉的底片长了霉点，再也无法拍出清晰的照片。因此，DR 是慢性进展的且不可逆转的致盲性眼病。

（1）视网膜微血管病变：长期高血糖会引起视网膜小血管的结构和功能改变。高血糖促使内皮细胞受损、血管通透性增加，进而导致视网膜微血管闭塞、渗漏和新生血管形成。这些微血管损伤不仅减少了视网膜的血液供应，还可能导致视网膜水肿、出血和其他并发症。

（2）神经细胞病变：高血糖对视网膜神经细胞的影响较显著。持续的高血糖水平通过多种途径，如氧化应激、炎症反应和血糖代谢紊乱，损伤视网膜神经元，导致视网膜的感光功能退化和损失。

（3）神经-血管交互作用：DR 的病理不仅限于单一的血管或神经损伤，而是两者的相互作用。血管病变影响神经细胞的血液供应，而神经细胞的功能丧失又反过来加剧血管的病变，形成恶性循环。

（4）症状和临床表现：DR 的早期症状不明显，但随着病情发展，患者可能出现视力模糊、变形、视野缺损等症状。DR 常见的临床特征包括微血管渗漏、出血、新生血管形成。

（5）DR 的临床前期病变[22]：很多糖尿病患者在 DR 临床前期可发

生轻度的视力减退，视觉敏感度下降，或者色觉异常。这是因为DR导致神经元功能障碍和神经退行性变，影响视觉功能。

① 位于视网膜内层的神经节细胞受损。神经节细胞的新陈代谢非常活跃，容易受到局部和全身代谢应激源的影响。神经节细胞在DR临床前期或DR早期出现特定的功能缺陷，甚至细胞凋亡。

② 感光细胞功能受损，可导致某些DR患者的色觉受损，特别是对蓝色感知受损。

DR 分期（表 2-1、图 2-1 至图 2-10）[23]

以是否出现视网膜新生血管为标准，DR分为非增生型糖尿病视网膜病变（non-proliferative diabetic retinopathy，NPDR），分为轻中重和增生型糖尿病视网膜病变（proliferative diabetic retinopathy，PDR），继发玻璃体积血，视网膜前增殖膜，视网膜脱离。

DR可合并黄斑水肿，临床特征为黄斑区视网膜神经上皮层内以及神经上皮层下水液积聚，黄斑区视网膜厚度增加，以及囊腔样改变。

DR可合并黄斑缺血，临床特征为黄斑旁毛细血管病变和闭塞，黄斑区视网膜神经上皮层显著变薄。

表 2-1 糖尿病患者视网膜病变分期以及眼底检查频率

分期	临床表现	眼底检查频率	检查项目
有糖尿病无DR	无眼底表现	每1～2年复查1次	眼底照相和光学相关断层扫描（OCT），或血管OCT，对于部分无法精确判断病情严重程度时，或治疗后病变控制不佳的患者，需要眼底血管荧光造影
轻度非增生型（NPDR）	仅有毛细血管瘤样膨出改变	每6～12个月复查1次	
中度非增生型（NPDR）	介于轻度到重度之间的视网膜病变，可合并视网膜出血、渗出和（或）棉绒斑	每3～6个月复查1次	

续表

分期	临床表现	眼底检查频率	检查项目
重度非增生型（NPDR）	每一象限视网膜内出血≥20个出血点，或者至少2个象限已有明确的静脉"串珠样"改变，或者至少1个象限存在视网膜内微血管异常；若同时出现两个或以上的病变，为极重度。约50%的极重度NPDR患者在1年内进展为PDR，15%进展为高危PDR	<3个月	
增生型（PDR）	视网膜新生血管，可合并视网膜前积血或玻璃体积血，纤维血管膜，牵拉性视网膜脱离	1个月	
高危增殖期	视盘新生血管（NVD）≥1/4到1/3视盘面积；视网膜新生血管（NVE）≥1/2视盘面积，且伴有玻璃体或视网膜前出血；视盘周围的新生血管（NVD）即使面积较小，但如果伴有玻璃体或视网膜前出血，也属于高危PDR。未治疗的高危PDR患者中，大约50%的患者在5年内可完全失明	每周	
合并有黄斑水肿	黄斑视网膜增厚且伴有硬性渗出	1~3个月	
一旦视力≤0.7（20/30或4.8）或者患者出现突发的视力下降以及视物模糊	—	及时到有眼底病医疗条件的医院就诊	

DR 致盲的病因

(1) 黄斑水肿;

(2) 黄斑缺血;

(3) 新生血管和玻璃体视网膜界面异常所导致的视网膜前或玻璃体积血、视网膜前增殖、视网膜脱离;

(4) 新生血管青光眼。

典 型 病 例

病例1 男,32岁,2型糖尿病眼底筛查(图2-3)。

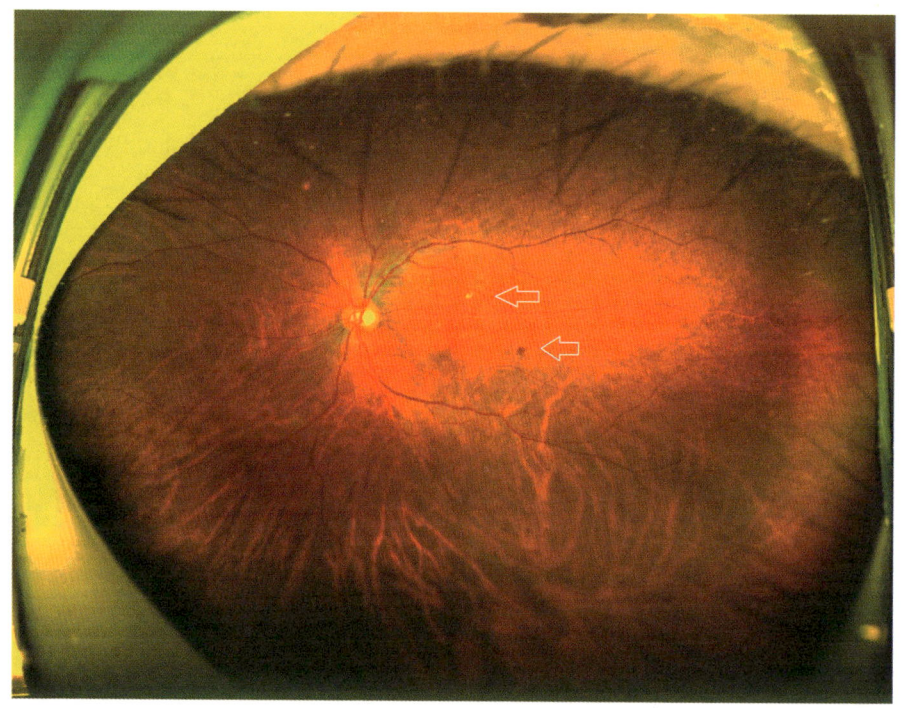

图2-3 超广角眼底照相显示NPDR(轻中度)影像:左眼颞侧象限箭头所指为视网膜内出血和渗出

病例2 男,50岁,2型糖尿病眼底筛查(图2-4)。

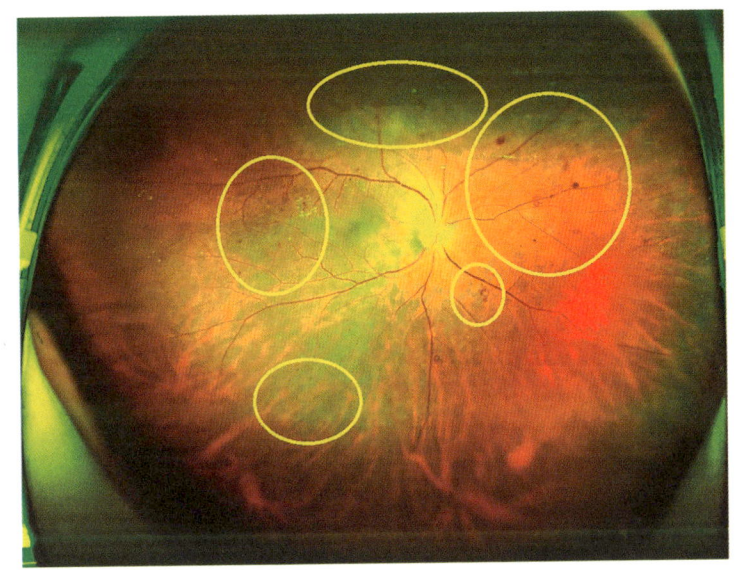

(右眼各个象限(黄色圆圈)见视网膜内出血、渗出。患者无视力下降主诉)

图2-4 超广角眼底照相显示NPDR(重度)影像

病例3 男,38岁,2型糖尿病眼底筛查(图2-5)。

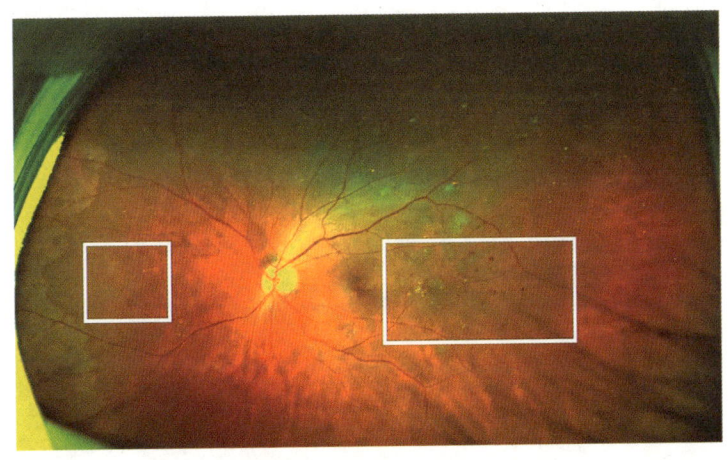

(白色框内,左眼视网膜鼻侧中周部以及黄斑颞侧见视网膜内微血管异常以及视网膜内出血。筛查眼底时发现病变,患者无视力下降主诉)

图2-5 超广角眼底照片显示NPDR(重度)影像

病例4　男，55岁，2型糖尿病，因左眼视力下降1周来诊（图2-6）。

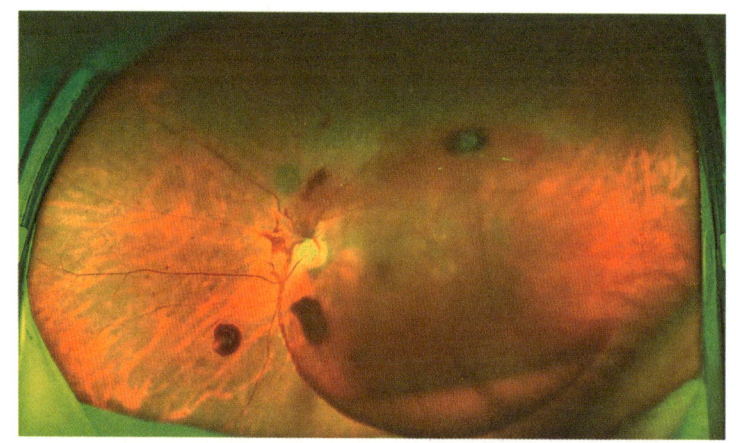

图2-6　超广角眼底照相显示PDR，玻璃体积血（玻璃体后皮质后）。患者视力下降至0.1

病例5　女，61岁，2型糖尿病，贫血，肾功能不全，因双眼视力下降2月来诊。

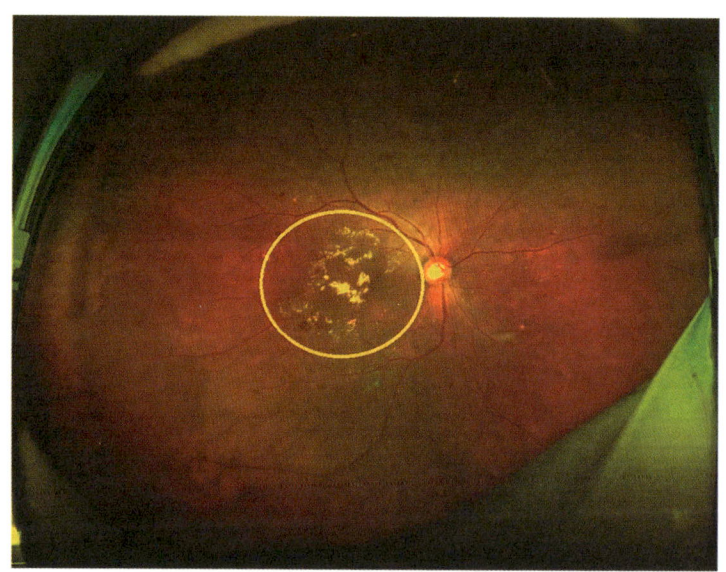

图2-7　超广角眼底照相显示右眼重度NPDR，合并黄斑区渗出水肿（黄圆圈内）。患者视力下降至0.3

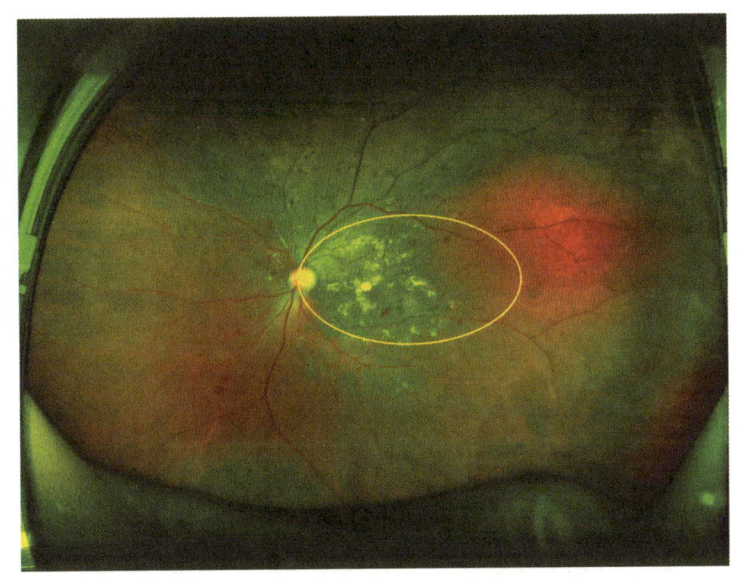

图 2-8 超广角眼底照相显示左眼 NPDR（重度），合并黄斑区渗出水肿（黄圆圈内）。患者视力下降至 0.2

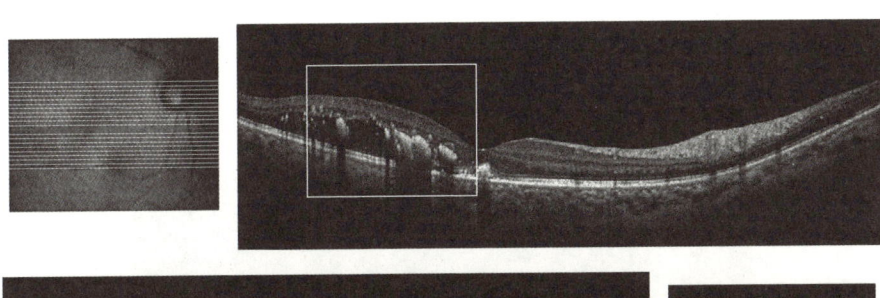

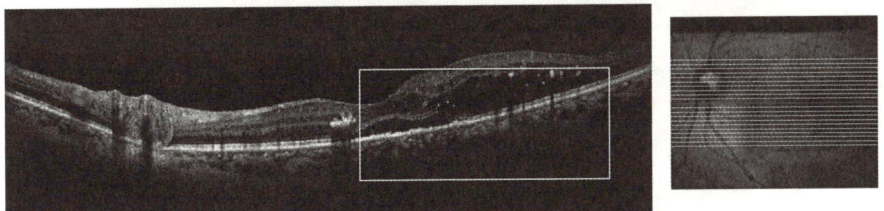

（上方为右眼，下方为左眼，示双眼黄斑水肿增厚，渗出，下液（白色框内提示黄斑内不均匀高低反射以及囊样空腔））

图 2-9 为图 2-7 和图 2-8 病例的双眼 OCT

病例6　男，35岁，2型糖尿病，高血压。因右眼前黑影飘动1周来诊（图2-10）。

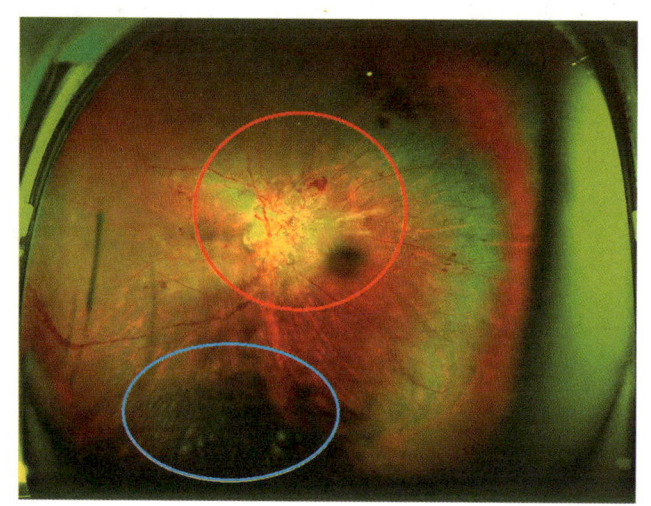

（红色圆圈内展示视盘新生血管以及增殖膜面积>1/3视盘面积，蓝色圆圈内展示玻璃体积血。患者有眼前黑影飘动，轻度视力下降，视力为0.6）

图2-10　超广角眼底照相，右眼PDR（高危）

病例7　男，52岁，2型糖尿病，因左眼视力下降3个月来诊（图2-11）。

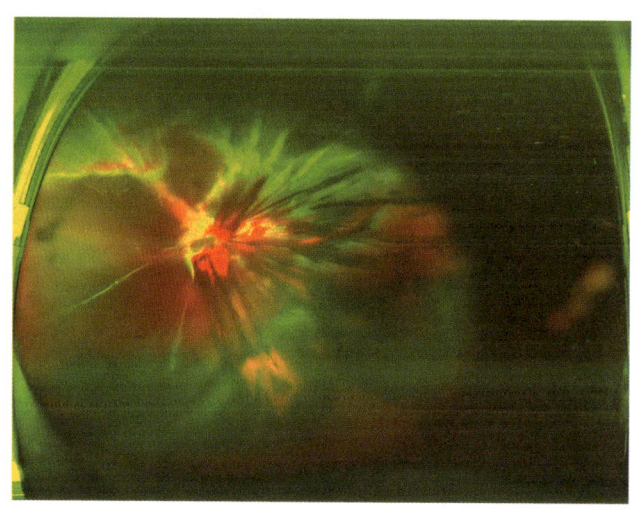

（牵引性视网膜脱离，玻璃体积血，患者视力下降至眼前数指）

图2-11　超广角眼底照相，左眼PDR

4. 糖尿病患者防盲"标配": 眼底检查

DR发病悄无声息: 在患病20年内, 1型糖尿病患者、60%的2型糖尿病患者将患有DR。[24]从血糖升高到视网膜发生早期的病变, 再到发生黄斑病变甚至新生血管病变导致的视力下降, 引起患者自觉症状就诊, 需要数月、数年甚至更长的时间。因此, 该病可预防和干预的时间窗较长, 早期治疗可以挽回视力损失, 但该病不通过筛查难以发现, 很多糖尿病患者掉以轻心, 错过治疗时机而致盲。

另外, 2型糖尿病发病更为隐匿, 很多患者在血糖升高几年以后才诊断为糖尿病, 确诊糖尿病时就已经出现了DR。

因此, 对糖尿病患者进行规范的视网膜检查是医师和患者们防盲的必修课。

5. 糖尿病类型与眼底检查频率列表（表2-2）

表2-2 不同类型糖尿病患者眼底检查时间点

糖尿病类型	时间点	备注
1型糖尿病（12岁前发病者）	自12岁起每年筛查眼底	注意以视力损害为首要症状就诊, 并发现DR以及糖尿病的患者, 更应该积极检查和治疗
1型糖尿病（12岁之后发病者）	起病5年内筛查, 之后应每年随诊1次	
2型糖尿病	应在确诊时开始筛查眼底病变, 根据眼底表现确定频率	
糖尿病合并妊娠（在怀孕前诊断的糖尿病患者）	应在妊娠或第1次产检时筛查, 妊娠后每3个月筛查, 产后1年时筛查	
妊娠期糖尿病患者	目前尚无统一认识	

注: 根据《我国糖尿病视网膜病变临床诊疗指南（2022年）》制作并补充

6. 眼底检查有助于了解糖尿病的全身并发症

眼底检查可以直接、清晰地看到活体器官内微血管和神经组织的状况。

视网膜微循环与其他器官微循环的对比[25]

视网膜微血管与心、脑、肾和皮肤微循环在结构和功能上存在显著相似性。

（1）心脏微循环

① 相似性：心肌和视网膜均由终末动脉供血，缺乏侧支循环，组织对缺氧的耐受性低。视网膜微血管床也被描述为通往心脏的窗户。较窄的视网膜小动脉与心肌血流量和灌注储备减少有关。

② 差异性：视网膜血管密度更高，血流速度更慢，以适应神经信号传导的需求。

（2）脑微循环

① 相似性：视网膜微循环与大脑血管共享胚胎起源，生理和形态特性。两者均具屏障功能（血视网膜屏障和血脑屏障），可保护神经元免受毒性分子损害。视网膜血管病变与脑血管和神经元病变有关，例如阿尔茨海默病等脑部疾病的发展。

② 差异性：视网膜血管的通透性更高，视网膜内皮细胞更容易受到氧化应激的损伤。

（3）肾脏微循环

① 相似性：肾小球毛细血管和视网膜毛细血管均为无孔连续性血管，血流调节精确。

② 差异性：肾脏更侧重液体过滤，而视网膜主要支持神经信号转导。

（4）皮肤微循环

① 相似性：两者毛细血管网均用于氧气和代谢物交换。

② 差异性：与外周循环的微血管床不同，视网膜微循环是一个没有吻合口和毛细血管括约肌的动脉末梢系统。皮肤毛细血管可通过动静脉吻合调节体温，视网膜则无此功能。

（5）视网膜微循环异常与系统性疾病的关联

视网膜微血管病变不仅能影响视觉功能，还能反映系统性疾病。如果糖尿病患者出现了 DR，那大概率也存在着其他重要器官的微血管病变，并合并神经系统的损害。

我们来看一组数据，一项美国人群抽样研究评估了 DR 与全身血管并发症以及全因死亡率的关联：有 DR 的糖尿病患者的全因死亡率是无 DR 的患者的 1.4 倍，高血压发病风险为 1.47 倍，肾功能不全发病风险为 1.72 倍，心血管疾病风险近 2 倍。[26] 以上数据提示我们，对糖尿病患者进行规范的眼底检查，是有利于医师和患者知晓眼部和全身健康状况的重要策略。

总结： ① DR 发病潜隐，病程可长达数年甚至十数年，规范的眼底检查有助于防盲治盲，是糖尿病患者必做的检查。
② 眼底检查可以帮助糖尿病患者和其主诊医师早期了解和管理糖尿病全身并发症，是保健、防病、治病的重要环节。

三、先进的仪器可以发现早期糖尿病视网膜病变

视网膜是块神秘的区域,它深藏在眼球的最内一层,在一个黑暗的角落,接收外界光线的刺激,发生光化学反应,将光化学信号经过视神经、视束传递到大脑视皮层形成视觉。在相当长的一段时间内,科学家对视网膜疾病的探究,仅限于对人体和动物的尸体解剖。直到1850年德国物理学家、生理学家赫尔曼打破了这一局面:他展示了他的新发明,直接检眼镜。直接检眼镜通过自带的照明系统,将光源通过一组透镜折射汇聚到视网膜,并照亮视网膜让其可见,医生通过这组透镜观察到被照亮的视网膜的清晰影像。在之后的几年,德国的科学家又设计出了间接检眼镜,该设备可视范围更广,使用更为便捷,有更广泛的应用场景。直到今天,我们用的检眼镜仍然是基于这些科学家的发明。

这一章我们将详细介绍糖尿病眼底检查的内容,包括了应用检眼镜进行体检和依托于先进的眼底检查设备进行辅助检查。

1. 检眼镜检查

检眼镜检查,就是眼科医生采用直接或者间接检眼镜,对患者的视网膜以及毗邻的玻璃体和脉络膜组织结构进行直接的观察。检查眼底不仅对于眼科疾病诊治有重要意义,而且通过观察视网膜血管和神经组织的健

康状态，可以间接地了解受检者的全身健康状况，甚至预测相关的全身疾病。对糖尿病患者来说，糖尿病视网膜病变的发生与心血管、肾脏血管、脑血管病变的发生有着密切联系。因此，检眼镜检查是一个简单便捷，又包含大量健康信息的眼科基础检查。糖尿病患者的检眼镜检查目标是确定是否有DR，以及是否需要进一步治疗。

然而，检眼镜检查对于DR的诊治远远不够。一方面，它非常依赖于医师的经验，可能导致各个医师对DR的诊断和治疗的评判出现偏差，出现仁者见仁，智者见智的情况；另一方面，它无法留下影像学资料，不利于随访患者的病情进展。

2. 眼底辅助检查

随着科技的发展，一系列眼底检查仪器问世，包括常规视野和广角眼底照相（激光扫描眼底照相）系统，眼底血管荧光造影成像系统，眼底自发荧光成像系统，常规视野和广角光学相干断层扫描成像系统（optical coherence tomography，OCT）以及血管显影系统（OCTA），这些仪器可以对视网膜神经上皮层、色素上皮层、脉络膜层、玻璃体，进行全面的显影成像、数据测量、功能判断。对于糖尿病患者，多模态的眼底影像系统给我们提供了更细致的、关乎疾病程度和预后的重要信息。

眼底成像系统

（1）常规视野眼底照相

常规眼底照相仪器每次拍摄能覆盖45°角的视野范围，可分次记录视网膜后极部，包括黄斑、视盘，以及周边部分区域的图像。作为筛查工具，其高分辨率适合检测DR、糖尿病黄斑水肿（DME）和视神经疾病。尽管覆盖范围有限，传统眼底照相在DR的早期筛查中具有重要的地位。

（2）广角眼底照相：扩展视野

广角眼底照相可覆盖133°角范围的视网膜，是传统技术的重要升级。

① 覆盖范围：相比常规技术，广角成像能更全面记录周边视网膜区域，适用于早期发现周边视网膜病变。

② 技术突破：通过曲面校正及高清摄像系统，该技术在成像质量和覆盖范围方面实现了优化。

（3）超广角眼底照相：突破性创新

① 全面影像：超广角眼底照相覆盖200°角的视野范围，几乎囊括整个视网膜，能记录从视网膜后极部到视网膜周边部的完整图像。

② 效率提升：0.4秒内单次拍摄，即可快速获取全视网膜图像，显著降低检查者对受检者眼底照相配合度的需求，降低漏拍风险。

③ 疾病诊断：特别适用于周边部病变的筛查，如DR。

④ 技术特点：利用激光扫描或特殊光学校正技术解决了视野曲率和变形问题，保证成像清晰度与一致性。

对于糖尿病患者的小瞳孔下的眼底筛查，建议使用广角或超广角眼底照相系统，可以拍摄到周边视网膜的图像，甚至在白内障状况下也能获得相对清晰的眼底图像。应用眼底照相，我们能大致确定DR的分期。

不论是应用哪种眼底照相获取视网膜的图像，都需要眼科医生详细观察患者的眼底照片，同时检查患者的眼底，以获取更精确的信息。

（4）其他眼底照相系统[27]

50°角视野手持眼底相机为DR的筛查提供了便捷性，尤其适用于资源较为紧张的或流动性的诊疗环境。有研究称，其灵敏度和特异性接近超广角眼底成像系统。并且，手持眼底相机在DR的诊断中，尤其是在DME的检测中，表现出较高的准确性，与超广角系统的分级一致性较好。然而，虽然便捷性和易操作性使得它成为初步筛查的有力工具，但是该工具拍摄视野较小，无法全面捕捉视网膜的所有病变。

三、先进的仪器可以发现早期糖尿病视网膜病变

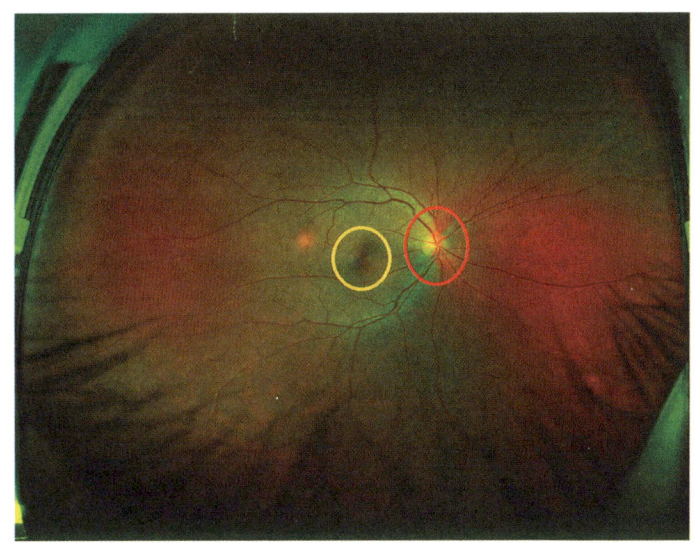

图 3-1 超广角眼底照相（小瞳孔拍摄）：正常右眼全眼底状况，红色圈内视盘（视神经乳头）区域，黄圈内为黄斑区域

病例 1 男，38 岁，2 型糖尿病，眼底筛查（图 3-2）。

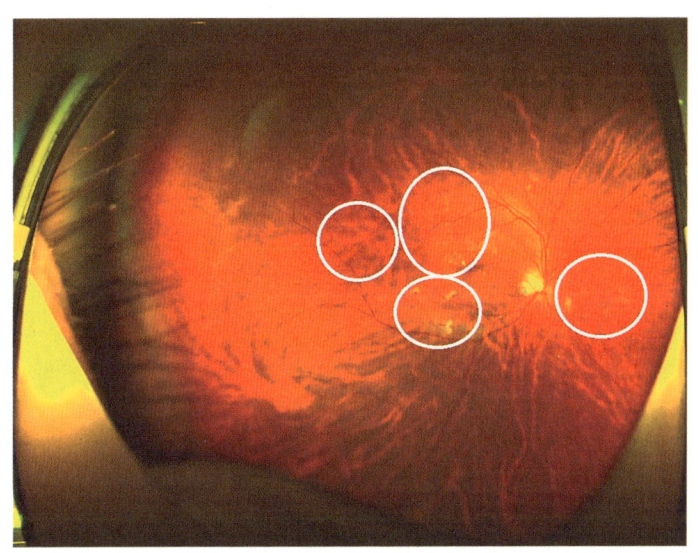

（右眼全眼底状况，视网膜鼻侧、颞侧区域、黄斑周围（白色圈内区域），见视网膜微血管瘤、出血、渗出，诊断为非增殖期 DR（NPDR））

图 3-2 超广角眼底照相（小瞳孔拍摄）

光学相干断层扫描成像系统[28]

眼底照相好比给视网膜拍张正面照，而 OCT 好比给视网膜做个 CT，一层一层进行内部结构的剖面观察。OCT 可以观察到视网膜 10 层结构的超声影像，以及脉络膜血管层的剖面成像，高分辨率的 OCT 图像犹如病理组织切片一样清晰翔实。

糖尿病患者初次筛查时，可以接受眼底照相联合 OCT 检查，观察黄斑区域（3 mm×3 mm 范围）或黄斑周围（6 mm×6 mm）的视网膜解剖形态的变化。如果糖尿病患者已经出现 DR，更应该进行眼底照相联合 OCT 检查，有助于判断 DME 以及 DR 的程度。

临床前期以及早期 DR 病变的检测[28]

（1）OCT 通过高分辨率成像精确测量视网膜厚度

评估视网膜神经退行性变化的核心工具。研究显示，在糖尿病早期，无明显血管病变的患者已出现神经节细胞层和视网膜神经纤维层的变薄。

视网膜神经纤维层变薄与糖尿病病程显著相关，可作为 DR 临床前期或早期神经损伤的标志物，有助于发现尚未发展为临床 DR 的患者。

（2）黄斑微细结构与血管通透性的评估

OCT 能检测黄斑区域厚度的变化。在 DR 临床前期或早期阶段，黄斑区域较正常个体变薄；而在 DR 阶段，黄斑增厚、黄斑囊样改变、高反射灶，反映血管通透性增加，存在 DME。

（3）动态监测疾病进展

OCT 可用于无创的连续监测视网膜结构变化，帮助评估神经和血管病变的动态演变。例如，随着糖尿病病程延长，神经节细胞、内丛状层、视网膜神经纤维层厚度逐渐减小。

（4）判断预后的标志[29][30]

有研究发现，OCT 可以定量和定性地确定 DME 的相关特征，预测 DME 患者对治疗的反应和视力变化。定量参数包括中央视网膜厚度和黄斑体积，而定性特征包括 DME 形态、玻璃体黄斑界面（VMI）状态、视网膜内层紊乱（DRIL）、高反射视网膜病灶（HRF）、高反射脉络膜病灶（HCF）和感光细胞层的破坏，例如外界膜（ELM）、椭圆体带（EZ）和视锥细胞外段的末端（COST）。此外，增强深度成像 OCT（EDI-OCT）和扫频 OCT（SS-OCT）的出现使脉络膜的可视化效果更好。中心凹下脉络膜厚度（SFCT）和脉络膜血管分布指数（CVI）是脉络膜血管分布的两个影像学标志物，提示 DR 患者视网膜外层血液供应的情况。

在 DME 的治疗中，OCT 中可见的形态学标志物可以预测治疗反应并指导治疗决策。如存在大量视网膜和脉络膜高反射病灶、视网膜外层破坏，视网膜内囊肿延伸到视网膜外层和较低的脉络膜血管指数，都提示该患者对血管内皮生长因子的治疗反应可能劣于类固醇药物。

（5）与 AI 结合

相比眼底照相等传统方法，OCT 不仅可定量评估视网膜不同层次的厚度变化，还能检测微细结构的损伤，使其在神经病变检测方面具有独特优势。

OCT 影像的手工解读通常需要经过训练的眼科医生，而这种专业知识在初级保健领域往往无法实现。人工智能（AI）在临床医学中的应用日益增加，特别是在医学影像分析领域。机器学习（ML）和深度学习（DL）系统已被用于开发算法，以诊断和分类 DME，且量化视网膜液体在不同区域的分布。在 DR 管理中，AI 辅助 OCT 图像分析有望成为预测和评估患者病程进展的重要手段，为个体化治疗提供依据。

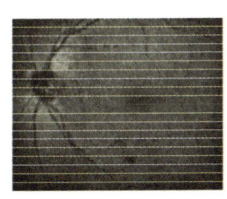
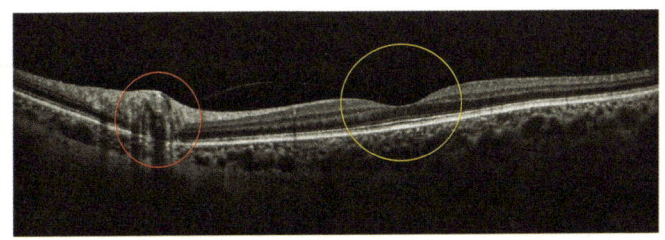

图 3-3 左眼 OCT 图像（小瞳孔拍摄）：正常视网膜剖面图。红圈内为视神经乳头，黄圈内为黄斑中心凹区域

病例2 女，61岁，2型糖尿病，贫血，肾功能不全（图3-4）。

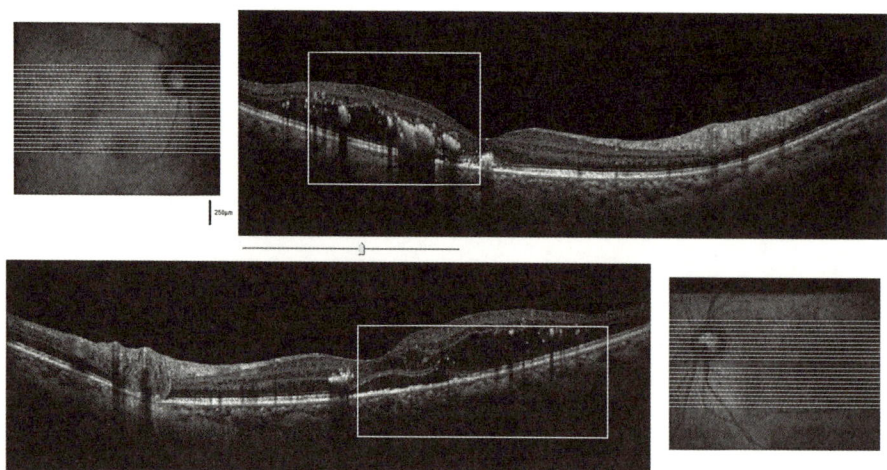

图3-4 双眼（上为右眼，下为左眼）OCT图像（小瞳孔拍摄），提示DR合并DME（白色框内提示黄斑区域视网膜神经上皮层内不均匀回声，囊腔，液性暗区）

眼底血管荧光造影成像系统[31]

（1）常规视野FA

当需要精确判断DR的分期，并计算毛细血管无灌注区的范围时，可以进行眼底血管荧光造影。眼底血管荧光造影并不用于DR的早期筛查。进行该检查时，由患者静脉推入适量荧光素钠作为显影剂，医生对患者的视网膜进行连续的眼底照相，按照显影时间依次拍摄脉络膜血管、视网膜动脉和毛细血管、视网膜静脉的显影图像，记录显影时间。该检查可以清晰地显示视网膜血管屏障、色素上皮屏障的异常，是判断DR严重程度和治疗效果的金标准。其缺点是，该检查是有创操作，需要向患者静脉内输入造影剂，患者有过敏、全身药物不良反应等风险。

病例3　女，67岁，2型糖尿病（图3-5）。

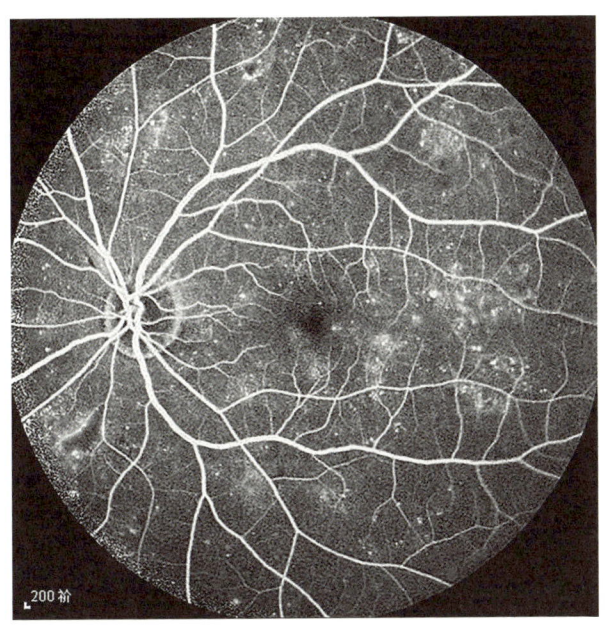

图3-5　眼底血管荧光造影图示左眼DR，在静脉期见后极部微血管扩张，渗漏，累及黄斑，视网膜内微血管异常（IRMA）以及血管无灌注区域。提示该病变为重度NPDR，DME

（2）超广角荧光眼底造影（UWF-FA）

UWF-FA相关研究发现，视网膜血管无灌注区域（NPA）和无灌注指数（NPI）与DR严重度和外周病变（PPL，主要存在于DR眼的任何外周区域的任何出血、微动脉瘤、静脉串珠、视网膜内微血管异常或视网膜新生血管形成）之间的关系紧密。

① 血管无灌注区域（NPA）和无灌注指数（NPI）与DR严重程度一致，并预示DR进展。NPA的扩大与视网膜缺血的加重密切相关，而视网膜缺血是DR进展的重要标志之一。

② 外周血管无灌注区域（NPA）和无灌注指数（NPI）与DME和视力的关系。尽管NPA和NPI与DR的严重程度高度相关，但这些参数与临床显著的DME及视力的关系并不显著。因此，在临床实践中，除了

评估 NPA 和 NPI 外，还需要综合其他指标，如 DME 和新生血管的存在，来全面评估患者的视力和病情。UWF-FA 作为一种高效且易于标准化的影像学工具，能够有效地评估全视网膜的非灌注区域。通过对 NPA 的定量分析，医生可以准确判断 DR 的严重程度，并且为疾病的监测提供更加客观的依据。

③ PPL 的存在和 NPA、NPI 之间强相关。由于外周病变的出现可能预示着视网膜缺血的加重，及时识别并干预这些病变可能有效延缓 DR 的进展，尤其是在视力尚未下降或者尚未出现增殖期糖尿病视网膜病（PDR）的患者中。

光学相干断层扫描血管成像系统（OCT-A）[32]

科学家开发了基于视网膜血管中红细胞流动算法的血流显影技术。该技术无创，无需向患者静脉内输入显影剂。基于 OCT 叠加的红细胞流动算法，可以检测视网膜浅层和深层毛细血管，甚至脉络膜血管的分布和密度。

广角（大至 12 mm×12 mm 范围）的 OCT-A 可以在全视网膜范围观察 DR 的微血管病变的严重程度，判断是否有黄斑以及周边视网膜血管无灌注区（NPA）、毛细血管瘤、微血管异常、新生血管，可以从一定程度上提供类似眼底血管荧光造影成像的图像。

（1）OCTA 的优势

OCTA 能够检测到 DR 各层微血管结构的病变，这在传统眼底照相中难以实现。通过应用机器学习和深度学习算法，OCTA 图像可以自动区分真假信号区域、重建图像并生成定量指标（如中心凹无血管区 FAZ 面积和形状）。3D para-FAZ 血管密度，新生血管的检测，视网膜外周区域的完整评估等，有助于判断 DR 的严重程度。

（2）OCTA 的劣势

该技术无法看到视网膜血液成分溢出血管屏障外的动态过程，无法判断血管屏障功能，有时难以区分视网膜内的新生血管和其毛细血管异常，也无法评估色素上皮和脉络膜血管的功能。

病例4 男，50岁，2型糖尿病，视力下降3月（图3-6，图3-7）。

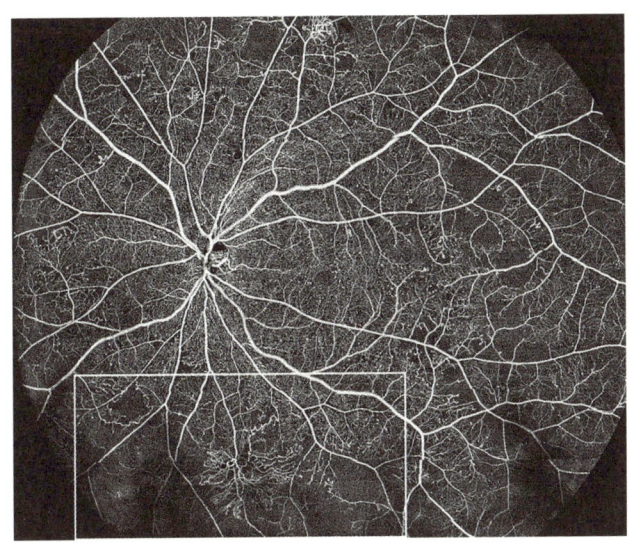

图3-6 广角OCTA：左眼周边视网膜血管无灌注区域（NPA），非灌注区边缘出现血管异常吻合支以及新生血管芽（白色框内）。提示左眼PDR

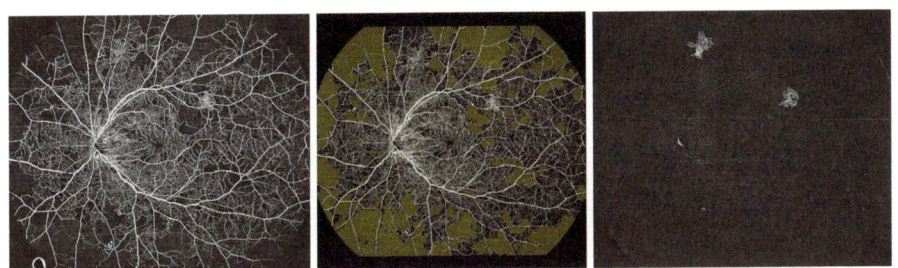

图3-7 广角OCTA（左，中，右图，由图湃公司提供）：（图左）左眼视网膜后极部、中周部、周边区域血管无灌注区域（NPA），非灌注区边缘出现视网膜毛细血管异常。（图中）黄色区域示NPA量化。（图右）为长入玻璃体腔的新生血管，提示该眼为PDR

眼底自发荧光成像系统（FAF）[33]

（1）原理和特点：FAF成像是一种基于视网膜自发荧光的成像技术。其原理是通过激发视网膜组织内的特定分子（主要是脂褐素和视黄醛）的自然荧光来生成图像。系统通过探测这些荧光信号并将其转化为图像。

FAF 成像的主要优点是它可以在不注入任何造影剂的情况下,提供视网膜不同层次的信息,特别是对视网膜色素上皮(RPE)层的观察。在正常情况下,RPE 细胞内的脂褐素分子发出荧光,而在某些病变(如 DR、DME 等)中,这些分子或其分布可能会改变,从而在 FAF 图像中反映出异常的亮度变化或区域。

与荧光眼底造影(FA)相比,FAF 成像具有非侵入性和无需注射造影剂的优点。它特别适用于 DR 等眼病的早期筛查、诊断和监测。

(2)早期检测优势:FAF 成像能够更容易地显示视网膜内的病理变化,如微动脉瘤和视网膜内出血(IRH),这些通常是 DR 早期的重要迹象。由于这些病变可能在彩色眼底图像中不易被发现,FAF 成像为辅助 DR 早期筛查的重要的工具。

(3)疾病进展监测:在 DR 的进展中,FAF 成像有助于评估微血管异常和视网膜缺血区域的变化,这为监测疾病的进展和治疗效果提供了新的视角。

(4)作为彩色眼底成像的补充:尽管彩色眼底成像在某些病变(如硬性渗出物和 DME)检测中表现良好,FAF 成像仍然作为补充技术发挥着重要作用,尤其是在不易察觉的病变方面。结合两种技术,可以更全面地评估患者的眼部健康状况。

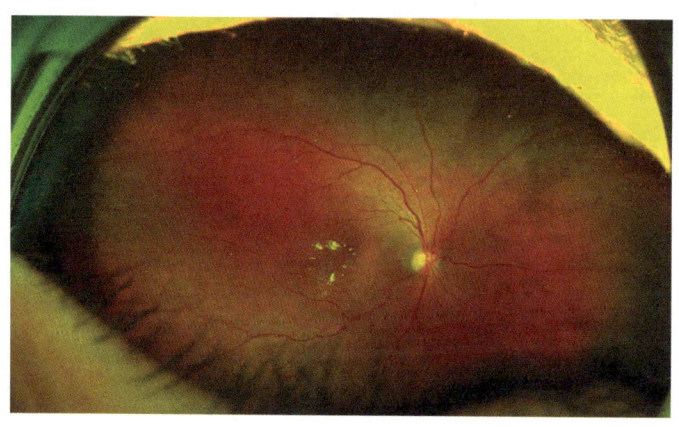

图 3-8 超广角眼底照相,中度 NPDR 患者,右眼视网膜静脉迂曲,鼻侧视网膜微血管瘤少量(彩色照相不明显),黄斑水肿和硬性渗出

三、先进的仪器可以发现早期糖尿病视网膜病变

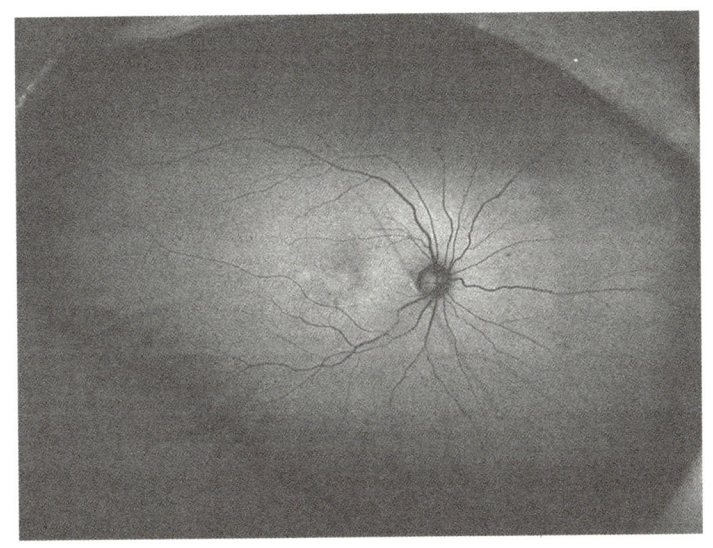

图 3-9 超广角眼底自发荧光照相，中度 NPDR 患者，右眼视网膜静脉迂曲，鼻侧视网膜微血管瘤遮蔽荧光清晰，黄斑下方自发荧光信号弱，提示黄斑感光细胞和色素上皮细胞功能受损

眼 B 型超声

当检眼镜检查和眼底辅助检查被白内障、玻璃体积血遮挡，我们借助眼 B 超判断眼内玻璃体混浊程度，是否有黄斑病变，是否有视网膜脱离等。

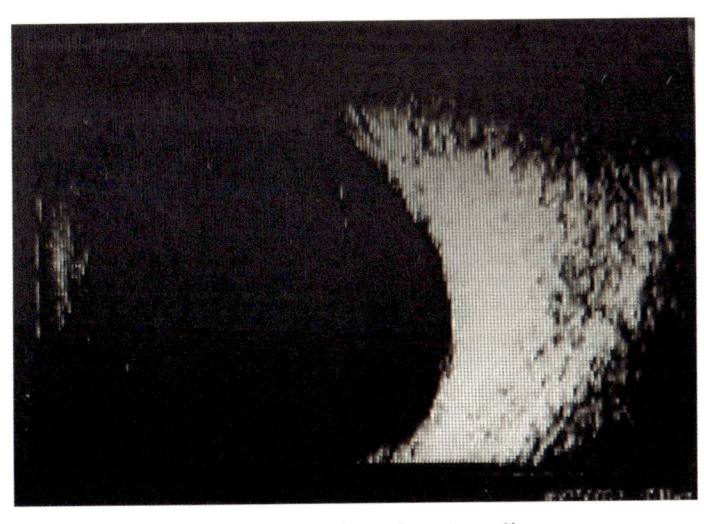

图 3-10 正常眼球 B 超图像

多普勒超声（CDI）

多普勒超声是一种广泛应用于临床的影像学工具，能够提供血流速度和血管功能的信息。通过多普勒超声评估视网膜血流速度，可以为临床医生提供有关 DR 严重程度的重要信息，有助于早期干预和治疗策略的制定。

根据藤冈小百合等人的研究[34]，视网膜中央静脉（CRV）的血流速度（峰值收缩速度，PSV）高于视网膜中央动脉（CRA）的血流速度，可能与 NPDR 的严重程度存在显著相关性。该研究提示，在 CRV 的 PSV 较高的眼睛中，重度 NPDR 和 DME 的发生率较高。这一发现表明，CRV 血流速度升高，特别是在 DME 的存在下，可能是评估 DR 严重程度的有效指标。

总结： 糖尿病患者眼底检查涉及最先进的眼底辅助检查技术。最常规的眼底辅助检查套餐是眼底照相 +OCT（或 OCTA）检查，满足 80% DR 患者的诊治评估需求。

未来糖尿病患者的眼底检查将涉及多模态成像系统与远程医疗和智慧医疗的有机结合，该方式将覆盖更广的人群，产生更高的诊疗效率，并提供更有临床意义的数据。

四、青年和儿童糖尿病视网膜病的特征概述

近20年来，我国青少年糖尿病患者人数增速加快，特别是由于饮食不节制而导致的青少年2型糖尿病患者人数日益增长。青少年2型糖尿病患病率在5年内翻了一番——超过了青少年1型糖尿病患病率。青少年2型糖尿病起病更为隐匿，常有不良的饮食习惯、肥胖、代谢异常、生长激素水平变化，且诊断时已经有一定的患病年数，因此糖尿病并发症更为常见[35]。

1. 18岁以前糖尿病视网膜病（DR）患病率现状[36]

1型和2型糖尿病患者DR患病率均较低

一项涉及美国两个大型儿科中心的研究，对1640名平均年龄为15.7岁的糖尿病患者进行了深入调查。这些患者中，约74%患有1型糖尿病，超过25%患有2型糖尿病。他们被诊断出糖尿病时的平均年龄为9.1岁，并在之后的6.7年内接受了眼底筛查。研究结果如下：

（1）DR患病率：在1640名患者中，有57名（3.5%）被诊断出患有糖尿病视网膜病变（DR）。值得注意的是，1型糖尿病患者和2型糖尿病患者之间的DR患病率并没有显著差异。

（2）DR严重程度：在这57名DR患者中，11例（19.3%）患有轻度的非增殖期糖尿病视网膜病变（NPDR），45例（78.9%）患有中度的

NPDR，1例（1.8%）患有严重的增殖期糖尿病视网膜病变（PDR）。

（3）DR患者的特征：与未患DR的患者相比，这57名DR患者的平均年龄更大（18.2岁与15.7岁），糖尿病病程更长（平均9.4年与6.6年），使用胰岛素泵的比例更低，且平均糖化血红蛋白（HbA1c）水平更高。

（4）胰岛素泵的影响：研究还发现，使用胰岛素泵控制血糖的患者，其DR患病率相对较低。

这项研究揭示了18岁以下的1型和2型糖尿病患者中DR的患病率均较低，但DR患者的病程更长、糖化血红蛋白水平更高，且使用胰岛素泵的患者DR患病率较低。

15岁以下很少PDR

20世纪威斯康星州DR流行病学研究（WESDR）报告称，糖尿病患者在20岁之前少有PDR病例，15岁以下的患者中几乎没有PDR病例。[37]

2. 青少年DR患病率随病程和年龄增长而增加[38]

2023年，加拿大学者针对青少年DR进行了系统评价与荟萃分析。他们综合了以往发表的27项观察性研究，共纳入了5 924名年龄在6.5岁至21岁之间、被诊断为2型糖尿病的青少年患者。分析结果显示，这些患者中，有6.99%患有DR。

DR的患病率与两个主要因素密切相关

（1）病程时间：DR的患病率随着时间的推移而显著增加。具体来说，在青少年被诊断为2型糖尿病后不到2.5年内，DR的患病率为1.11%；在诊断后2.5～5年，患病率上升至9.04%；而在诊断5年以上，患病率更是高达28.14%。

（2）患者年龄：此外，DR的患病率还随着患者年龄的增长而增加。

（3）除了病程和年龄，高血压患病率也与DR患病率呈正相关关系。

（4）该荟萃分析还深入探讨了 9 项包含 DR 分类的研究。在这些研究中：

① 轻至中度非增殖期糖尿病视网膜病变（NPDR）的患病率为 11.16%。

② 重度 NPDR 的患病率为 2.57%。

③ 增殖期糖尿病视网膜病变（PDR）的患病率为 2.43%。

④ 黄斑水肿的患病率为 3.09%。

综上所述，加拿大学者的这项荟萃分析揭示了青少年 2 型糖尿病患者中 DR 的患病率及其与病程、年龄和高血压患病率之间的关系，同时也提供了 DR 分类的详细患病率数据。

筛查工具灵敏度与 DR 患病率相关

加拿大学者在探究筛查工具灵敏度与 DR 患病率之间的关系时，进行了深入的比较分析。他们考察了不同筛查手段在诊断 DR 时的效果。[38]

（1）检眼镜诊断：在 5 项使用检眼镜作为诊断工具的研究中，DR 的患病率为 0.47%。这一数据表明，检眼镜在筛查 DR 时可能存在一定的局限性，导致 DR 的检出率相对较低。

（2）7 视野立体眼底摄影：在 4 项采用 7 视野立体眼底摄影作为诊断方法的研究中，DR 的患病率显著提升至 13.55%。这一结果提示，相较于检眼镜，7 视野立体眼底摄影在检测 DR 方面具有更高的灵敏度。

然而，值得注意的是，尽管 7 视野立体眼底摄影在 DR 筛查中表现出更高的灵敏度，但目前尚缺乏基于广角或超广角视网膜照相的大样本 DR 患病率数据。广角或超广角视网膜照相技术可能能够提供更全面的视网膜图像，从而进一步提高 DR 的检出率。

3. 18 岁以后，DR 负担加重[39]

一项针对 40 岁以下糖尿病患者的横断面研究揭示了一个令人担忧的现象：18 岁以后，DR 的负担显著加重。这项研究从糖尿病眼科筛查登记册中精心挑选了 1 306 名患者作为样本，其中包括 842 名 1 型糖尿病患者和 464 名 2 型糖尿病患者，所有患者均在 40 岁以下。

研究发现，尽管 1 型糖尿病患者通常在更年轻的年龄被诊断出患有糖尿病（平均诊断年龄为 20.1 岁），且他们的糖尿病病程相对较长（平均病程为 20.8 年），但在 18 岁之前，这些患者的 DR 患病率并未显著上升。然而，一旦跨过 18 岁的门槛，DR 的负担开始急剧增加。这一现象在 2 型糖尿病患者中同样存在，尽管他们的平均诊断年龄较高（32.1 岁）且病程较短（平均病程为 13.7 年），但在 18 岁后，DR 的患病率也呈现出快速增长的趋势。

值得注意的是，尽管在调整糖尿病持续时间后，2 型糖尿病患者队列在患病 10 年后 DR 的患病率明显高于 1 型糖尿病患者，但随着时间的推移，到患病 15 年后，两个队列中 DR 的患病率均攀升至 75%～80% 的高位。这表明，无论患者是 1 型还是 2 型糖尿病，一旦年龄超过 18 岁，他们都面临着更高的 DR 风险。

这项研究的结果强调了 18 岁以后 DR 负担加重的严峻现实，提醒我们必须加强对青少年和年轻成人糖尿病患者的眼科筛查和管理。通过早期发现、及时干预和持续监测，我们可以有效降低 DR 的患病率，减轻患者的视觉负担，提高他们的生活质量。

4. 青年 1 型糖尿病患者的 DR 特征

青年 1 型糖尿病患者，即便在接受了良好的血糖控制和治疗的情况下，仍然面临 DR 的风险。一项针对 14～30 岁 1 型糖尿病患者的横断面研究显示，约 39.1% 的患者患有 DR，其中严重 DR 的发生率为 8.1%。这一数据凸显了即便在血糖控制相对较好的情况下，DR 的患病率仍然居高不下，强调了持续监测 DR 的重要性。[40]

研究还发现，DR 的独立风险因素包括 1 型糖尿病的病程、糖化血红蛋白（HbA1c）水平、低密度脂蛋白水平以及微血管和大血管慢性并发症的联合存在。这表明，除了血糖控制外，还有其他多种因素共同影响着

DR 的发生和发展。

在 1 型糖尿病的早期阶段，DR 的表现可能并不明显，但一些细微的视网膜变化已经悄然发生。[41][42]

视网膜血流变化

（1）视网膜动静脉氧饱和度差

年轻的 1 型糖尿病患者中，NPDR 的发生与年龄以及视网膜动脉与静脉之间的氧饱和度差显著相关。这表明视网膜组织的氧气供应不足可能在 NPDR 的发展中扮演重要角色。

（2）微血管灌注不足

在未表现出 DR 临床症状时，1 型糖尿病患者的视网膜微血管灌注已经出现不足，表现为中心凹无血管区面积增大、周长增大、圆度降低以及整体中心凹厚度减小等。这些变化是潜在的临床前标志物，能够在 DR 临床症状出现前量化视网膜微循环的变化。

（3）毛细血管密度降低[43]：

患有 DR 的眼睛中，血管密度较低的患者往往表现出视力下降。特别是在深层毛细血管复合体和深层毛细血管丛中，血管密度下降与视力损失呈显著相关。一项回顾性队列研究进一步证实了这一点，该研究发现 DR 患者的视网膜血管密度显著低于对照组，尤其在深层毛细血管复合体中。

综上所述，青年 1 型糖尿病患者面临 DR 的高风险，即使在血糖控制良好的情况下也需要持续监测。同时，临床前期 DR 的视网膜血流变化和毛细血管密度降低等细微变化为我们提供了预测和干预 DR 的新线索。因此，对于 1 型糖尿病患者而言，定期进行眼科检查、评估视网膜血流和毛细血管密度等参数至关重要可以早期发现和管理 DR。

5. 青少年 2 型糖尿病患者 DR 特征[44]

DR 患病率[44]

TODAY 研究（青少年 2 型糖尿病治疗选择研究）提供了关于青少年

2 型糖尿病患者中 DR 患病率的重要数据。该研究报告了以下信息：

（1）平均糖尿病病程 4.9 年的青少年中，DR 的患病率为 13.9%。

（2）经过 7 年随访后，纳入人群的平均年龄达到 25.4 岁，糖尿病病程为 12 年，此时 DR 的患病率已上升至 49%。

这些数据表明，随着糖尿病病程的延长，2 型青少年糖尿病患者 DR 的患病率显著增加。因此，对于青少年 2 型糖尿病患者而言，早期发现、早期治疗至关重要。

DR 临床前期表现与病变特征

与无糖尿病的青少年相比，2 型糖尿病青少年患者在诊断后往往较早出现视网膜结构和功能的异常，这些异常不仅是 DR 的前期表现，也预示着病变特征的发展。具体表现包括以下内容。

DR 临床前期视网膜结构与功能异常

① 多焦视网膜电图潜伏时间延迟：表明视网膜神经元的反应速度减慢，是视网膜功能受损的早期标志。

② 视网膜功能受损：可能导致视力下降或视野缺损，影响患者的日常生活。

③ 视网膜血管病变：包括视网膜血管变细、扭曲或闭塞，以及视网膜静脉

DR 病变特征

上述研究中，39% 的患者患轻度 NPDR、6% 的患中度至重度 NPDR 和 3.8% 的患 PDR。[44]

与 DR 无进展者相比，进展更多的人群具有随时间显著降低的 BMI（体重锐减）、较高水平的 HbA1c、较高的血压值、较高的血甘油三酯水平、较低的 C 肽水平，并且有较高的其他并发症发生率。

6. 眼底筛查和综合管理

是国际儿童及青少年糖尿病学会（international society for pediatric

and adolescent diabetes，ISPAD），该协会制定的糖尿病眼底筛查策略较我国的更为严格[45]：建议1型糖尿病青少年在青春期或11岁开始筛查DR（如果孩子糖尿病程为2~5年）。2型糖尿病青少年确诊时行眼底照相或散瞳眼底镜检查，后每2~3年一次。这充分反映了国际社会对青少年糖尿病和DR的高度重视。

然而，据加拿大学者统计，只有22%~54%的2型糖尿病青少年患者进行了散瞳眼底检查，许多患者在诊断糖尿病6年内没有接受眼科检查以监测DR。[46] 18~21岁的患者从青少年过渡到成人，DR的患病率增加。在这个过渡阶段，许多患者难以控制血糖，DR监测尤为重要。[38]

早期识别DR的好处有：让医师和患者更加关注并改善血糖，监测DR进展，尽量减少微血管疾病。

总之，无论糖尿病类型如何，青少年发病的糖尿病患者具有很高的DR风险。血糖控制不佳是导致DR的最强风险变量。在糖尿病控制和并发症试验中，1型糖尿病青少年接受强化血糖控制后，DR患病率降低了53%。相比1型糖尿病患者，2型糖尿病青少年具有肥胖、高血压和血脂异常的特征，更容易患上严重的DR，到生命的第5个10年，2型糖尿病患者DR的患病负担更大。

总结：（1）青少年糖尿病患者的DR患病率低，但18岁以后，随着患病时长的增长，其患病率升高。

（2）近年来，我国青少年2型糖尿病发病率快速上升，是DR防控的重点关注人群。

五、深入浅出说糖尿病视网膜病变的机制

1. 视网膜能量供应依赖健康的血管系统

视网膜是高耗能组织

头晕眼花，这个词语恰当地表现了视网膜对能量消耗的高需求。大脑的能量消耗很高，尽管大脑仅占人体总质量的 2%，却需要消耗人体静息状态总能量的 20%。视网膜是大脑前部向眼球内的延伸，因此共享大脑神经组织的高代谢需求。和大脑一样，视网膜的供能物质主要是氧和葡萄糖。

视网膜的供能依赖血管系统的正常工作

人类的视网膜有 10 层结构，厚度 100～300 微米，其中有感光细胞、神经节细胞以及其他重要的神经元细胞和神经胶质细胞。神经细胞的工作任务繁重，也习惯"大吃大喝"。在这些神经细胞中，感光细胞的能耗最高，因为主人一睁眼，它就要工作，为主人精确地呈现出这个大千世界，是勤劳干活的一把好手。因此，不到 1 mm 厚的视网膜组织需要两套供血系统供能，足见视网膜耗能之高：一套供血系统为视网膜动静脉（管径约为 40 μm）以及毛细血管系统（5～40 μm），为视网膜的内 5 层供能，另一套供血系统为视网膜与眼球壁当中的隔层脉络膜，富含丰富的血管，为视网膜的外 5 层供能。但即使这样，视网膜比起肌肉等组织更容易缺氧，因为从脉络膜毛细血管到视网膜的外 5 层的视网膜感光细胞的距离为 60 μm，而肌肉内的毛细血管与其供应的肌细胞的距离仅为 20 μm。此

外，氧和葡萄糖经过脉络膜血管扩散到整个视网膜内层的厚度，需要走100～300 μm 的路程，线路更长。[47]因此视网膜组织的供能完全依赖于健康的血管系统的结构。

视网膜对氧和葡萄糖的浓度改变敏感

血管系统血流的变化会导致视网膜神经细胞缺氧缺能量，其功能即刻受损，患者的视力下降，让人觉得头晕又眼花。

2. 高血糖破坏了视网膜"神经-血管"单位

视网膜内葡萄糖浓度是不是越高越好？答案是否定的，因为高血糖对视网膜血管系统的破坏是毁灭性的。

非增生型糖尿病视网膜病（NPDR）始于微血管损害和神经元衰亡

（1）高血糖致视网膜血管无灌注区

视网膜血管对高血糖的最早反应是血管扩张和血流异常，接下来，视网膜血管壁最外层的周细胞受损，血管完整性损害，无法再根据视网膜需求来自动调节和控制血流。继而血管的内皮细胞凋亡，血管基底膜增厚机化，阻碍了氧和葡萄糖的转运。再接着出现视网膜毛细血管扩张、渗出、出血、闭塞。视网膜血管病变逐渐扩展到管径更大的视网膜静脉和动脉，直到所有的血管都出现出血、闭塞。此时，在眼底照相上可见大量的血管变成白线状，没有血流通过。在眼底血管荧光造影上可见视网膜有大片的无血管灌注区。

（2）高血糖导致视网膜神经元衰亡

① 视网膜微血管病变导致神经元代谢节奏的紊乱。

② 高血糖可增多活性氧（ROS）的释放，导致神经元的细胞膜受到过度氧化而损伤。

③ 高血糖可加重炎症反应，激活视网膜内胶质细胞，促进血管内免疫细胞向组织内浸润。

④ 多种因素影响下，视网膜神经元的线粒体碎裂，神经元凋亡，视

网膜内吞噬细胞浸润和炎症性胶质细胞（Müller 细胞和小胶质细胞）的活化和增殖[48]，恶化了视网膜微血管的生存环境，加重了视网膜微血管病变。[49]

因此，DR 中的视网膜微血管病变和神经病变形成"互害模式"，[50] 最终走入了血管闭锁和神经元死亡的"深渊"，导致 DR 患者失去视力。

DR 的升级版——增殖期糖尿病视网膜病（PDR）的新生血管是"豆腐渣"血管

随着病情的进展，视网膜血管闭锁导致的无血管灌注区将不断扩大，习惯"大吃大喝"的神经元们整日饥肠辘辘，又肩负着形成视觉图像的重任，只好到处找歪门邪道维持高"消费"了。此时，迫切想解决问题的视网膜产生了一种重要的蛋白，血管内皮生长因子（vascular endothelial growth factor, VEGF）：刺激视网膜血管再长出一些新生血管来供养神经细胞。高浓度的 VEGF 以及视网膜新生血管的出现，是增殖期糖尿病视网膜病变（proliferative DR, PDR）的开始。视网膜新生血管只能短期缓解神经细胞供能不足的问题，从长期来看，VEGF 催生的视网膜新生血管，其实就是"豆腐渣工程"血管，只有单层的血管内皮细胞拼接而成，没有完整的血管壁，不仅对视网膜的供血能力有限，而且很容易出现破裂出血，导致玻璃体积血、视网膜脱离等，从而使 DR 患者离丧失视力又近了一步。

DR 机制新进展

DR 的整个病理过程涉及氧化应激增加（微血管功能障碍、线粒体功能障碍）和慢性炎症（炎症浸润、细胞坏死）和肾素-血管紧张素系统受损（微循环失调）。

近年来，该领域的研究者开展了大量关于免疫浸润和氧化应激促使 DR 发生的研究。

（1）一研究旨在利用全蛋白质组孟德尔随机化（MR）方法识别DR的潜在药物蛋白生物标志物，该研究采用两样本MR分析，将2 694种血浆蛋白的蛋白质数量性状位点（pQTL）作为暴露因素，临床确诊的DR作为结局。pQTL数据来源于5项大规模蛋白质组学研究。依次进行共定位和基于汇总数据的MR分析，以验证候选蛋白的因果作用。结果发现，一些血浆蛋白水平较高，且与DR风险降低相关。这些蛋白在DR患者的T细胞和NK细胞、B细胞、单核细胞和树突状细胞中表现出差异表达。进一步采用中介MR分析确定了若干种免疫细胞表型（如淋巴细胞绝对计数和B细胞）作为这些蛋白对DR影响的中介因素。

本研究初步确定了DR的新型药物靶点蛋白生物标志物，这些生物标志物在循环免疫细胞中差异表达。免疫细胞表型介导了这些蛋白对DR的影响。这些发现强调了关键药物靶点，并强调了免疫细胞介导途径在DR中的重要性，为开发针对性治疗策略提供了新的见解。

（2）通过对既往数据库中PDR患者视网膜前膜的单细胞测序以及转录组测序的生物信息学分析，本研究初步确定了小胶质细胞的异质性特征，并揭示了异常代谢驱动下的小胶质细胞亚群改变。更重要的是，我们在PDR视网膜前膜中发现了特定的循环小胶质细胞生物标志物，这些标志物在区分PDR患者与健康个体方面显示出潜在的价值。为了验证这些发现，我们在细胞和动物模型上进行了初步的验证实验。

本研究不仅深化了对PDR病理机制的理解，还为未来开发针对PDR的新型诊断和治疗策略提供了重要的线索和潜在的靶点。通过进一步的研究和优化，这些生物标志物有望成为PDR早期检测、病情监测以及疗效评估的有力工具。

典 型 病 例

病例 1　女，40 岁，2 型糖尿病 5 年，视力 0.8，行眼底筛查（图 5-1）。

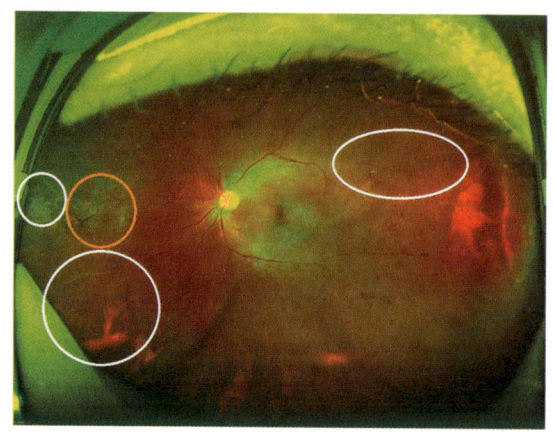

图 5-1　超广角眼底照相：左眼 PDR，白色圈内见视网膜小动脉闭锁为白线状，橙黄色圈内见视网膜血管分支出现新生血管

病例 2　男，52 岁，2 型糖尿病 10 年，无明显视力下降主诉，眼底筛查发现左眼重度 NPDR，未治疗，2 年后病变进展为 PDR，最终失明（图 5-2，图 5-3）。

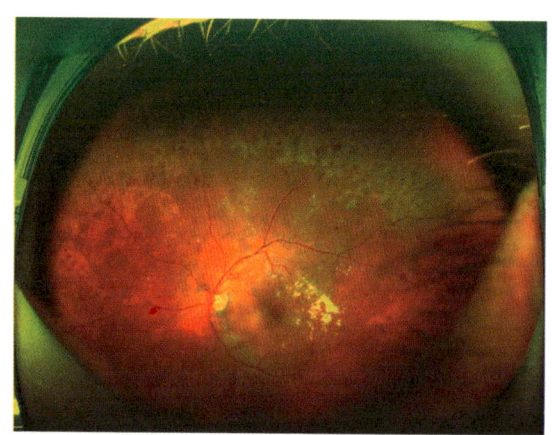

图 5-2　超广角眼底照相：左眼各象限内超过 20 处出血，2 个象限静脉迂曲，至少 1 个象限（黄斑颞侧，鼻上分支动脉末端）出现微血管异常，诊断为极重度 NPDR

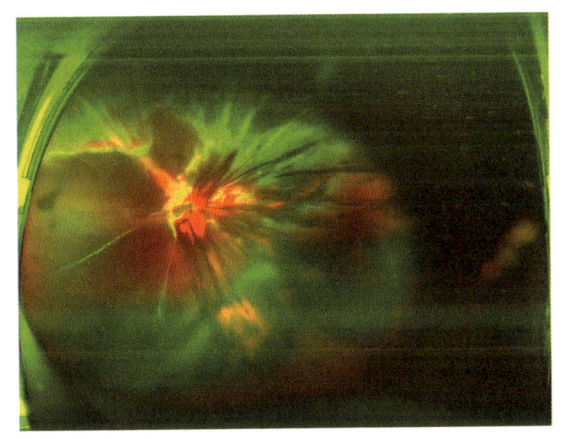

图 5-3 患者 2 年后失明，超广角眼底照相：左眼病变进展为 PDR，合并玻璃体积血，牵引性视网膜脱离

3. 血糖波动和低血糖是 DR 的帮凶

低血糖危害

糖尿病患者血糖可以高，就可能会低。在追求控制高血糖的同时，我们往往容易忽视低血糖这一潜在的"帮凶"，它对 DR 的影响同样不容忽视。

低血糖，即血糖水平低于正常范围，是糖尿病患者治疗过程中常见的并发症之一。虽然高血糖的危害广为人知，但低血糖的严重性同样值得警惕。当血糖水平过低时，身体会出现一系列应急反应，以试图恢复血糖平衡。然而，这种应急反应往往伴随着一系列病理生理变化，可能对视网膜微血管和神经组织造成直接损害。

（1）低血糖对视网膜血管内皮细胞和神经细胞的影响是致命的。

视网膜是眼睛中负责接收光线并将其转化为神经信号的重要组织，其微血管系统非常丰富。当血糖水平过低时，视网膜血管内皮细胞会面临能量危机。这些细胞为了获取能量，会开始分解自身的脂质储备，导致细胞膜结构受损，细胞功能下降。[51] 缺乏葡萄糖导致内皮细胞分泌 VEGF 显著增加。[52]

（2）低血糖可引起脑水肿，加剧 DR。

葡萄糖是神经元的主要能量底物，当血糖水平急剧下降时，大脑细胞无法获得足够的能量供应。

在某些情况下，如禁食和饥饿，酮体可以作为这些细胞的能量燃料。酮体在调节几条抗炎细胞通路、改善葡萄糖代谢、胰岛素作用和突触可塑性方面的作用，因此具有神经保护作用。然而，过量的酮体可能对大脑产生危害，如在酮症酸中毒中，这是一种可能发生在 1 型糖尿病或酗酒中的危险并发症。酮体的积累会改变大脑细胞的渗透压，引发脑水肿。脑水肿不仅会导致患者出现头痛、恶心、呕吐等症状，严重时甚至可能导致昏迷和死亡。

因此，低血糖影响糖尿病患者的整体健康状况来加剧 DR 的病情。低血糖发生时，患者往往会出现焦虑、烦躁、易怒等情绪变化，这些情绪变化会进一步影响患者的睡眠质量和饮食习惯。[53] 长期的不良情绪和饮食习惯会削弱患者的免疫力，增加感染的风险，从而加重 DR 的病情。

血糖波动与血糖差值（Gap）[54]

一项研究探索了血糖波动（GV）和血糖 gap 对 DR 的预测作用。该研究确定了 45 mg/dL 为血糖 gap 的最优临界值。当血糖 gap（无论是正值还是负值）大于 45 mg/dL 时，与小于 45 mg/dL 的 gap 相比，DR 进展的危险比（HR）显著增加。

因此，低血糖和异常的血糖波动，是 DR 的隐形推手。它通过直接损害视网膜血管内皮细胞和神经细胞以及影响患者的整体健康状况来加剧 DR 的病情。因此，在糖尿病的治疗过程中，我们应充分重视低血糖的危害，采取有效措施加以预防和控制。低血糖可引起脑水肿，导致糖尿病患者昏迷甚至死亡。同理，低血糖可导致视网膜血管内皮细胞和神经细胞的快速死亡，对 DR 无疑是雪上加霜。

总结： 1. 视网膜神经元耗能高，极度依赖正常血供。

2. DR 会造成视网膜血管和神经元的损伤，出现血管无灌注区和神经元凋亡。神经胶质细胞激活后，会加重组织炎症反应。

3. 视网膜内血管内皮细胞生长因子（VEGF）浓度升高，促进视网膜新生血管形成，NPDR 发展为 PDR，视网膜缺氧严重，致盲风险显著增加。

4. DR 机制研究有利于开发新的治疗靶点。

六、降糖治疗与糖尿病视网膜病变

糖尿病患者每日面对的功课即降血糖，降糖药物的选择与糖尿病视网膜病变（DR）的发生和发展相关，这是内科、眼科医师和患者都比较关心的问题。

1. 降糖目标：逐渐降低血糖水平，减少血糖波动

血糖水平的持续升高和异常波动是导致 DR 的重要因素，因此，逐渐降低血糖并维持血糖稳定状态，是预防 DR 的有效措施。

（1）降低糖化血红蛋白至接近 6.5%：长期高血糖状态会导致血管内皮细胞损伤，增加视网膜微血管病变的风险。

糖尿病控制和并发症临床试验（diabetes control and complications trial, DCCT）是一个具有里程碑意义的临床试验，旨在评估通过严格血糖控制对 1 型糖尿病患者并发症的影响，尤其是微血管并发症，如视网膜病变、肾病和神经病变。该研究发现，接受强化胰岛素治疗且将血糖控制在接近正常范围的患者，在 6 年随访中 DR 的发生率和进展率分别较常规降血糖组患者（糖化血红蛋白 HbA1c 中位数高于 7.2%）降低了 76% 和 54%。[55]

然而，当糖化血红蛋白控制到 6.5% 时，也会有一部分糖尿病患者会发生 DR 的微血管病变和大血管病变，与其他导致 DR 的危险因素相关。

（2）减少治疗期间血糖波动：不仅高血糖有害，血糖的大幅波动也会加重视网膜病变。因此，怀孕、减肥手术或强化胰岛素治疗期间，过快的

血糖降低，与 DR 的短暂恶化有关。

2. 了解降血糖药物与 DR[56]

降血糖药物主要分为外源性胰岛素和口服降糖药物，药物通过影响全身代谢和血糖水平，影响视网膜病变的发展。在控制血糖时，应注意血糖短期以及长期波动带给视网膜血管的损伤从而导致的 DR 的恶化。

（1）**胰岛素疗法**：胰岛素治疗可每日分为多次注射和连续皮下注射胰岛素疗法。接受每日多次注射的患者每天给予 3 种餐时短效胰岛素和约 24 小时的基础胰岛素；而连续皮下注射胰岛素疗法则通过胰岛素泵以设定好的速率输送即时胰岛素，能够根据患者的不同需求进行调整。[57]

（2）**高科技帮助维稳血糖，减少 DR 并发症**：胰岛素泵利于 1 型糖尿病患者维持平稳血糖。

在前面的章节，我提到了人工胰岛的概念，其本质是采用连续皮下注射胰岛素输入装置，能够根据患者的不同昼夜节律需求调整胰岛素输注速率。连续血糖监测仪和开源高闭环系统（HCLS）是人工胰岛的重要环节：通过集成连续血糖监测和连续皮下注射胰岛素疗法，考虑当前血糖水平、目标血糖和患者特定因素来计算推荐的胰岛素推注量，使用开放算法来控制胰岛素输注量，能够根据患者的个人特征和需求进行调整。

研究显示，接受胰岛素泵连续皮下注射胰岛素疗法的患者在血糖控制和视网膜血管健康方面优于每日多次注射治疗的患者，可能与更平稳的血糖水平相关。

（3）**降糖药物种类**：降糖药物包括胰岛素类似物、磺酰脲类促泌剂、二甲双胍类、α-葡萄糖苷酶抑制剂、噻唑烷二酮类衍生物促敏剂、苯茴酸类衍生物促泌剂、胰高血糖素样肽-1（GLP-1）受体激动剂、二肽基肽酶 4（DPP-4 酶）抑制剂和中成药八大类多个品种。这些药物通过不同机制帮助降低血糖水平和改善胰岛素敏感性。

噻唑烷二酮类药物（如吡格列酮、罗格列酮）与糖尿病性黄斑水肿的发生或恶化有关。

（4）神药：GLP-1 激动剂之司美格鲁肽[58]

① 可能增加 DR 风险[59]

《新英格兰医学杂志》发表的临床研究 SUSTAIN 6 发现，使用司美格鲁肽（Semaglutide）显著增加了视网膜病变相关并发症的风险，特别是在已有 DR 的患者。并发症包括玻璃体积血、视网膜光凝治疗的需求以及失明。

② HbA1c 降低与 DR 进展

司美格鲁肽引起的 HbA1c 快速下降（16 周内降幅达 2.5%）[60] 可能导致早期视网膜病变恶化，这一现象在 DCCT 的研究中也有报道。

③ 基线特征的影响

a. 在 SUSTAIN 6 试验中，视网膜病变并发症组患者的基线特征更差（糖尿病病程更长、HbA1c 更高、胰岛素使用率更高、视网膜病变程度更严重）。

b. 然而，安慰剂组中具有相似基线特征的患者未表现出同样的病变进展。

④ 无基础视网膜病变的低风险

无基线视网膜病变的患者，其视网膜病变进展风险较低，且司美格鲁肽组和安慰剂组的风险相近。

因此，司美格鲁肽引起的快速血糖改善可能导致高风险患者短期内视网膜病变恶化。启动治疗时，尤其是对于已有严重 DR 的患者，应加强监测。

为了进一步评估司美格鲁肽对 DR 的长期影响，目前科学家正在进行一项为期 5 年的 FOCUS 研究，以确定其对视网膜病变发展和进展的具体作用，预计 2026 年公布结果。

总之，司美格鲁肽是否会增加 DR 的潜在风险，需要临床医生谨慎评估。尤其对于该药物是否对已存在的 DR 有促进作用，需要临床医生仔细监测，并权衡其潜在的风险和益处。

其他抗高血糖药物对糖尿病眼部并发症具有有益或中性作用。

总结：（1）严格控制血糖水平、减少血糖波动，使用先进的胰岛素输注和监测系统，有利于控制DR。

（2）对于已经有DR的患者应谨慎使用噻唑烷二酮类和司美格鲁肽药物。

七、高血压控制有利于防控糖尿病视网膜病变

高血压是糖尿病视网膜病变（简称 DR）发生发展的重要危险因素之一，控制高血压对于预防和控制 DR 具有重要意义。

1. 控制高血压有利于减少 DR 的发生

（1）英国糖尿病前瞻性研究（United Kingdom prospective diabetes study，UKPDS）：是一个具有开创性的重要临床试验，研究从 1977 年开始，持续了 20 多年，是糖尿病研究领域的重要里程碑。该研究旨在探讨 2 型糖尿病的治疗方法以及血糖和血压控制对糖尿病并发症的影响。

UKPDS 中，1 048 名高血压患者被随机分配到紧密血压控制组（<150/<85 mmHg）和常规血压控制组（<180/<105 mmHg）。经过 9 年的随访，紧密控制血压相比常规血压控制组的患者，DR 的进展率减少了 34%，视力下降率减少了 47%，视网膜激光光凝治疗率减少了 35%。这项研究表明，紧密控制血压对于控制 DR 的益处。[61]

（2）一项 2004 年至 2011 在新加坡进行的横断面研究：分析了 2 189 名中国、马来和印度裔的成年人（40～80 岁），他们既患有糖尿病又有高血压，该研究评估了这些患者 DR 的严重程度。[62] 该研究人群中，各种轻重程度的 DR 的总患病率为 33.8%。

① 良好控制（接受治疗且收缩压<130 mmHg 和舒张压<80 mmHg）；

② 中度控制（接受治疗但血压水平不符合良好控制和差控制标准）；

③ 差控制（接受治疗且收缩压≥140 mmHg和舒张压≥90 mmHg）；

④ 未经治疗的高血压（任何血压水平）。

该研究的血压控制标准与英国糖尿病前瞻性研究（UKPDS）中的标准不同。该研究发现，差控制组和未经治疗组患DR的风险显著升高，是中度控制和良好控制组的2倍左右。

典 型 病 例

病例1　男，30岁，体重110 kg，身高180 cm，2型糖尿病，高血压，高脂血症。血压长期在110～180 mmhg。左眼视力下降至0.15（图7-1）。

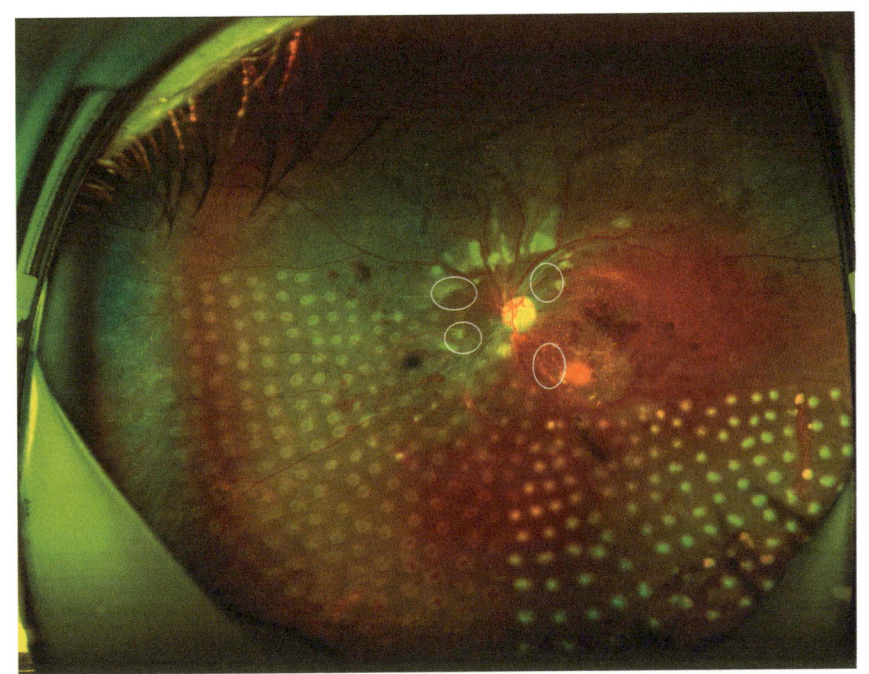

图7-1　超广角眼底照相：左眼视网膜动脉极细甚至闭锁（白色眶内），动脉旁棉絮斑，提示毛细血管闭锁引起的神经纤维水肿，视网膜分支静脉扩张呈现串珠样，视网膜鼻侧新生血管，诊断为PDR（增殖期糖尿病视网膜病变）。已完成部分视网膜激光光凝

2. 抗高血压药物与DR

研究人员一直在探索各种治疗方法来减缓甚至逆转DR的进展。较多的研究涉及肾素-血管紧张素系统（renin-angiotensin System，RAS）抑制剂。

（1）血管紧张素转换酶（ACE）抑制剂：如卡托普利（Captopril），依那普利（Enalapril），赖诺普利等以普利两字结尾的药物；

（2）血管紧张素受体阻滞剂（ARBs）：如氯沙坦（Losartan），缬沙坦（Valsartan），厄贝沙坦（Irbesartan），等等以沙坦两字结尾的降高血压药物。它们通过干扰RAS（调节血压和体液平衡的激素系统）来工作。

RAS在DR的发病机制中起到重要作用。研究发现，RAS在眼部局部存在，并且在视网膜病变中上调。血管紧张素II分子能够增加视网膜血管的渗出，并通过上调血管内皮生长因子（VEGF）和其他生长因子促进新生血管形成。

一项全面的Meta分析研究评估了RAS抑制剂对DR进展的影响。该分析纳入了21项随机对照试验，共涉及13 823名受试者。[63]主要发现是：血压控制到正常的高血压患者，继续使用RAS抑制剂控制血压，可以有效地预防DR进展，可能是因为这些患者的血压已经在可控范围内，这类药物的抗炎或抗氧化作用更能体现出来。

（3）ACE抑制剂和ARBs的疗效：研究发现，ACE抑制剂在减少DR进展方面比ARBs更有效，其次是β阻滞剂、钙通道阻滞剂和安慰剂。

然而，上述药物对于个体DR的作用，有待长期深入的研究。

对于有严重肾功能不全，主动脉狭窄，肾动脉狭窄，高钾血症等状况的高血压患者，禁忌服用ACE抑制剂和ARBs此类降血压药物。

总结：综上所述，高血压控制对DR的预防和治疗具有重要意义。对于糖尿病患者，特别是伴有高血压或糖尿病肾病迹象的患者，使用RAS抑制剂的潜在预防和减缓DR的作用，还需要进一步研究观察。

八、糖尿病视网膜病变与肥胖、血脂和降脂药物

我们知道，血脂异常对全身血管系统有害，糖尿病视网膜病变（简称 DR）是血管并发症，那到底血脂异常对 DR 的发生和发展有多大影响？服用降血脂药物是否有延缓 DR 的益处？

1. 肥胖与 DR 的关系尚有争议

肥胖不同的定义和指标影响我们判断肥胖是否与 DR 患病风险相关。

有学者发现中国人群中，以腰围或腰围身高比定义的腹型肥胖是重要风险因素。[64]

然而，另有学者发现，DR 与颈围、腰围、腰臀比、脂质累积指数、内脏脂肪指数和内脏肥胖指数等腹型肥胖指标无显著关联。[65]

2. 血脂异常加重 DR

经典的早期治疗糖尿病视网膜病变研究（early treatment diabetic retinopathy study, ETDRS）分析了 2 709 名患者的血脂水平发现，高甘油三酯、低密度脂蛋白（LDL）和极低密度脂蛋白（VLDL）水平显著增加 DR 视网膜微血管渗出、黄斑水肿、和视力损失的风险。[66]

3. 降脂药物潜在抑制 DR

（1）他汀类药物的保护作用还要进一步研究：多项研究探讨了他汀类药物和非诺贝特治疗对 DR 的影响。

阿托伐他汀糖尿病协作研究（collaborative atorvastatin diabetes study, CARDS）是一个重要的临床试验，[67]纳入 2 830 名 2 型糖尿病患者，他们每日服用 10 毫克阿托伐他汀或安慰剂治疗。随访结果显示，该药物未能显著抑制视网膜病变的进展，但减少了患者视网膜激光治疗的需求。

然而，有学者指出该研究存在局限性，仅收集到 65% 的患者在基线时的视网膜状态，且该研究缺少视网膜病变照片的分级。

最近在台湾进行的一项大型研究纳入了 18 000 多例 2 型糖尿病患者，发现使用他汀类药物可显著降低 DR 风险，降低黄斑水肿的发生率，并减少视网膜激光和其他干预的需求。[68]

他汀类药物对 DR 的作用仍需要进一步研究。

（2）非诺贝特可能降低 DR 风险：非诺贝特干预和事件降低糖尿病研究（fenofibrate intervention and event lowering in diabetes, FIELD），提出降脂疗法可能预防或减少与视网膜病变相关的视力损失。[69]在这项临床试验共纳入 9 795 名 2 型糖尿病合并高脂血症患者（基线时未接受他汀类药物治疗），患者每日服用 200 mg 非诺贝特或安慰剂。随访 5 年后，服用非诺贝特组 5.2% 患者需要视网膜激光治疗的 DR，安慰剂组 3.6% 患病。

总结：综上所述，血脂异常是 DR 的重要风险因素，肥胖与 DR 的关系尚有争议。糖尿病患者应保持其 LDL-C 血清水平低于 40 mg/dl（女性为 50 mg/dl），并控制甘油三酯水平。降脂药物在预防和治疗 DR 方面显示出的潜力还需要进一步研究。

九、新的不良生活方式与糖尿病视网膜病

（一）上篇

一个 35 岁就发生糖尿病肾功能不全的姑娘，患有增殖期糖尿病视网膜病变（PDR）。这几年她每天一杯奶茶，直到有一天，酮症酸中毒，进入急诊抢救。

一个 23 岁的姑娘，双眼 PDR，一眼丧失光感。几年来每天喝可乐，直到有一天，血糖超过 30 mmol/L，进入急诊抢救。

一个 37 岁的导游姑娘，双眼 PDR，说到几年来自己工作忙，无法规律吃饭，暴饮暴食，导致糖尿病和视网膜病变的经历。

一个 40 岁的高管，年薪百万，双眼 PDR，一眼已经失明，有家族糖尿病史。说到几年来自己压力大，夜宵，外卖，饮酒，抽烟，导致糖尿病和视网膜病变的经历。

这些患者或者来自大都市上海，或者来自偏远的小镇。他们有共同的特点，就是忽略了不良的饮食习惯和生活方式对自身健康状况的重大影响，直到患糖尿病视网膜病（简称 DR）致盲，悔之晚矣。每个人都有自己的生活方式，然而，有些生活方式，确实直接或者间接导致了糖尿病的发生，给予 DR 发生发展的土壤。

1. 可乐大国：墨西哥的糖尿病负担

墨西哥的糖尿病患病率在全球范围内名列前茅。根据全球疾病负担

研究（global burden of disease study）的数据显示，墨西哥是世界上糖尿病患病率最高的国家之一，超过1 410万成年人患有这种疾病，预计到2045年将增加到2 120万。近年来，墨西哥的糖尿病死亡人数显著增加。[70]

导致墨西哥糖尿病患病率高的主要原因包括不健康的饮食习惯、高糖饮料的摄入和肥胖率的上升。尤其值得注意的是，墨西哥是全球可乐消费量最高的国家之一。平均而言，每个墨西哥人每年消费超过163升的碳酸饮料。与高碳酸饮料摄入量形成鲜明对比的是，墨西哥许多地区的淡水摄入量相对较低。尤其是在低收入社区，碳酸饮料有时比瓶装水更便宜，这进一步推动了碳酸饮料的高消费量。高糖碳酸饮料的过量摄入是糖尿病的重要风险因素之一。

2. 奶茶和高糖饮料流行的恶果

目前中国的糖尿病患者数量居世界首位，截至2021年，中国的糖尿病患者数量达到了1.4亿人。近年来，中国的奶茶和碳酸饮料消费量显著增长。根据前瞻产业研究院的数据，到2023年底，中国奶茶市场规模超过1 200亿元人民币，全国约有50万家奶茶店。奶茶的流行不仅限于一线和二线城市，三线及以下城市的消费者也积极参与奶茶消费，平均订单量较前两年暴增55%。

（1）奶茶的主要消费群体为18~30岁的年轻人

很多18~30岁之间的学生和白领群体有喝奶茶的爱好。奶茶店通常开设在高校、写字楼和购物中心附近，满足这些消费者的需求。

（2）高糖/碳酸饮料的主要消费群体为青少年（12~18岁）

碳酸饮料在青少年中的消费较为普遍，尤其是中学生和高中生，他们活动量大，学业繁重，零花钱不多，促使他们在学校周边和便利店购买便宜的碳酸含糖饮料。

3. 便利的外卖

高脂饮食、快餐和外卖的普及，导致城市居民的能量摄入和脂肪摄入显著增加，与人群的肥胖率和糖尿病患病率的上升密切相关。

4. 青少年肥胖促使 2 型糖尿病早发

中国的肥胖问题在不同地区表现出显著差异，北方地区的肥胖率较高。这种肥胖问题不仅限于城市，还影响到农村地区。此外，人们饮食质量的提高和体力活动的减少也加剧了肥胖问题。

高脂饮食不仅增加了肥胖的风险，还促进 2 型糖尿病的早发。饮食中饱和脂肪酸和反式脂肪酸的高摄入量显著增加了青少年患糖尿病和其他代谢疾病的风险。

中国的青少年肥胖率呈现上升趋势，尤其是在中小学生中。2020 年发布的《中国营养与慢性病报告》[71] 显示，中国 19% 的 6~17 岁青少年和 10.4% 的 6 岁以下幼儿面临肥胖问题。

（二）下篇

根据人体基本营养需求，采用促进健康和预防疾病的饮食模式。

1. 均衡饮食

每日饮食食物多样化，确保人体摄入各种必需的营养素，包括碳水化合物、蛋白质、脂肪、维生素和矿物质。均衡饮食应包括以下食物类别。

（1）蔬菜和水果：摄入丰富的维生素、矿物质和膳食纤维，每餐都应有蔬菜。

（2）全谷物：如全麦面包、糙米和燕麦，提供稳定的能量和丰富的纤维。

（3）蛋白质：瘦肉、鱼、鸡蛋、豆类和坚果，选择低脂肪和高质量的蛋白质来源。

（4）**乳制品**：如牛奶、酸奶和奶酪，选择低脂或脱脂产品。

（5）**健康脂肪**：如橄榄油、坚果和鱼类，避免反式脂肪和过量的饱和脂肪。

2. 控制总热量摄入

建议根据个体的年龄、性别、体重和活动水平来调整热量摄入。

3. 限制糖和盐的摄入

减少糖和盐的摄入对健康有益。建议：每天糖的摄入量不超过总能量摄入的 10%。成人每日盐摄入量应不超过 6 g。

4. 适量饮水

建议每天饮用约 8 杯水，但具体量因人而异，取决于个体活动水平和环境条件。

5. 规律用餐

规律用餐有助于维持血糖水平稳定，避免暴饮暴食。建议每天三餐定时。

6. 选择健康的烹饪方法

包括蒸、煮、炖、焯，避免煎炸烤和过多使用油脂。

7. 糖尿病患者的饮食量计算

对于糖尿病患者来说，计算饮食量是管理血糖水平，也是有利于延缓糖尿病视网膜病变的关键。以下是一些简单的方法来帮助糖尿病患者计算饮食量，供参考，具体可咨询你的营养医师。

了解基础代谢率和总能量消耗：

基础代谢率（BMR）：这是人体在静息状态下维持基本生理功能所需

的最低能量消耗。BMR 计算公式较多，其中 Harris-Benedict BMR 公式如下：

男性：BMR＝66.5＋(13.75×体重（kg))＋(5.003×身高（cm))－(6.75×年龄)

女性：BMR＝665.1＋(9.563×体重（kg))＋(1.850×身高（cm))－(4.676×年龄)

总能量消耗（TDEE）：考虑到活动水平，TDEE＝BMR×活动系数。活动系数根据活动水平从 1.2（几乎不运动）到 1.9（非常活跃）不等。

碳水化合物的摄入管理

碳水化合物是影响血糖的主要营养素，糖尿病患者需要特别注意碳水化合物的摄入量。

计算每日碳水化合物需求：一般建议碳水化合物占总能量的 45%～60%，根据每日总能量需求来计算每日碳水化合物克数。

示例（仅供参考）：

如果一位男性每日总能量消耗（TDEE）为 2 635 kcal，那么他每日碳水化合物的摄入量应为 1 186～1 581 kcal（总能量的 45%～60%），即 297～395 克碳水化合物。

8. 选择健康的食物

优质碳水化合物：选择低升糖指数（GI）的食物，如全谷物、蔬菜和水果。

蛋白质和脂肪：适量摄入瘦肉、鱼、豆类和健康脂肪，如橄榄油和坚果。

9. 膳食记录和规划

建议记录每日的饮食，特别是碳水化合物的摄入量。使用食物日记或手机应用程序可以方便地追踪食物和营养素摄入。与营养师一起制定个性化的膳食计划，确保均衡饮食和适当的营养摄入。

10. 血糖监测

定期监测血糖水平，了解食物对血糖的影响，以便调整饮食和胰岛素使用。

根据医生的建议设定血糖目标，通常空腹血糖应在 4～7 mmol/L，餐后 2 小时血糖应低于 10 mmol/L。

总结： 通过计算基础代谢率和总能量消耗、管理碳水化合物摄入、记录和规划膳食、定期监测血糖以及选择健康的食物，糖尿病患者可以有效地控制饮食量，帮助管理血糖水平，预防并发症的发生。建议糖尿病患者与营养师或医生合作，制定个性化的饮食计划，以确保营养均衡和健康。

十、糖尿病视网膜病高危人士的画像

临床上见到很多患者，明明患糖尿病 20~30 年，却没有出现严重的糖尿病视网膜病变（DR）。而一些糖尿病 1~2 年的患者，反倒早早出现增殖期糖尿病视网膜病变（PDR）。

为了搞清楚哪些人更容易得 DR，科学家们做了大量的研究，提出 DR 的发生发展与糖尿病患者的遗传背景、代谢状态、血糖、全身状况、性别、年龄、降糖药物使用、循环血浆蛋白的差异等多种因素相关。了解促进 DR 发病的高危因素，有利于 DR 的精准防控。

1. 糖尿病病程和患病年龄

美国威斯康星州糖尿病视网膜病变流行病学研究（WESDR）[72] 报告，对于诊断有 DR 的患者，14 年观察中 DR 的进展率为 86%，PDR 的发生率为 37%，黄斑水肿（DME）的发生率为 26%。DR 患病率在 60~69 岁之间达到高峰，并随着糖尿病的持续时间急剧增加。[50]

2. 糖尿病类型和家族遗传

20 年以上的 1 型糖尿病患者，和有家族聚集的 2 型糖尿病患者为患 DR 的高危人士。

家族聚集性研究显示 DR 的遗传成分显著，但更多体现在 DR 的严重程度而非单纯的发生率上。[73]

（1）GRB2 基因多态性：2015 年，Burdon 等通过 GWAS（全基因组

关联研究）发现 SNP rs9896052（GRB2 基因附近）与威胁视力的 DR 显著关联，并在小鼠模型中验证其在视网膜应激中表达上调。[74]

（2）NOX4 基因多态性：Meng 等的研究在苏格兰发现 SNP rs3913535 与重度 DR 相关，但未能在多中心验证。NOX4 与氧化应激模型功能相关。[75]

（3）NVL 基因多态性：最近的 GWAS 对 PDR/无 DR 的两个表型分析中发现了 NVL 基因内含子的 SNP rs142293996 多态性，但未达全基因组显著性水平。[76]

3. 高血糖和波动

患者糖化血红蛋白（HbA1c）高于 6.5%。空腹以及餐后血糖均高、血糖值波动大[19]，降糖迅速或者频繁发生低血糖的患者，是 DR 的高危人群。

4. 高血脂

血清总胆固醇高、血清甘油三酯升高与 DR 进展相关。

5. 血压

接受治疗后收缩压 ≥ 140 mmHg 和舒张压 ≥ 90 mmHg 的高血压，或者未监测且未接受治疗的高血压，是 DR 进展重要的危险因素。

6. 蛋白尿

发生黄斑水肿与发生蛋白尿显著有关。[77]

7. 全身并发症

糖尿病神经病变、心脑血管病、肾病、足溃疡、足截肢等全身并发症者，更容易患 DR 和 PDR。

8. 性别

在 1 型糖尿病患者中，男性更容易发展为晚期 DR。在 2 型糖尿病患者中，男性更可能在确诊时表现出更严重的 DR 或有较高的发病风险。[78]

9. 生活习惯和地区

（1）**不良生活习惯**：如抽烟，过度饮酒，久坐，作息不规律，心理压力大。

（2）**生活卫生条件**：居住在农村地区的糖尿病患者发生 DR 的风险高于城市地区。我国中南部地区最多，西北地区最少。

10. 妊娠

妊娠本身是 DR 进展的危险因素，妊娠期间发生的生理变化（如代谢、血管、免疫和激素变化）可引起 DR 病的发生和恶化。

11. 严重胰岛素缺乏或抵抗

严重胰岛素缺乏或抵抗可能是 DR 的重要危险因素。

总结： DR 的高危因素复杂，保持健康的生活方式并控制血糖，可以减少糖尿病对视网膜的不利影响。

十一、糖尿病视网膜病变筛查：转诊、远程医疗、AI 助医新理念

糖尿病视网膜病变（DR）的眼底筛查在前文就有详细的阐述，这一节进一步对目前全球范围内 DR 眼底筛查的宏观规划和方式方法进行讨论。

截至 2021 年，全球糖尿病患者人数超过 4.6 亿。根据国际糖尿病联合会（IDF）的数据，到 2045 年，预计这一数字将增加到约 7 亿。世界范围内糖尿病患者数量日益增长，他们都需要规律的随访眼底。根据世界眼科协会（world Ophthalmology society，WOS）提供的数据，全球范围内眼科医生的分布不均，在经济条件落后、医疗资源有限的地区，仍有大量的眼科医生的空缺。那在资源有限的条件下，全球的眼科医生如何来完成对几亿糖尿病患者进行眼底筛查和诊治的任务呢？

1. 现有眼底筛查方式

（1）机会性筛查

目前我国糖尿病患者的 DR 筛查为此模式，效率低，漏诊率高。

① 糖尿病患者到医疗保健机构寻求眼底筛查；

② 偶尔会在全科医生 / 内分泌科医师所在的医疗机构进行基于眼底照相的初步筛查，结合远程会诊或转诊得到结果；

③ 基于移动医疗队的眼底筛查（不确定的频率，并覆盖任意地理位置）。

（2）系统性筛查

① 社区定期开展筛查；

② 定点的医疗机构，提供远程筛查和眼科咨询服务；

③ 在内科医生/内分泌科医生的诊所中，将基于眼底相机的成像和远程会诊作为糖尿病评估的常规部分。

2. 构建模型，进行有目标的初步筛查

目前，我国或一些发展中国家还无法实现对每位糖尿病患者都进行眼底检查，那是否有更经济有效的卫生策略，找到 DR 的高发患者，再进一步转诊做眼底筛查呢？

2022 年英国学者设计并发表了 3 个 STDR（威胁视力的糖尿病视网膜病变）眼底筛查模型，[79] 为我国低医疗资源地区的 DR 筛查提供了思路：根据不同的筛查目的和医疗资源，纳入不同的 DR 风险变量，提高目标人群的检出率，增大卫生经济学效能。

（1）英国学者的 STDR 筛查模型的目标：为找出并预测 3 年内可能发展为威胁视力的糖尿病视网膜病变的患者。

（2）STDR 的定义：根据美国眼科学会国际分类，STDR 包括严重非增殖期糖尿病视网膜病变（severe NPDR）、增殖期糖尿病视网膜病变（PDR）或糖尿病性黄斑水肿（简称 DME）。

（3）不同 STDR 模型和诊断效能：基于 2007—2017 年期间伦敦成人全科临床诊疗数据集开发，且在威尔士、英国和印度的队列中进行了外部验证。

① 模型 1：纳入了年龄、性别、糖尿病病程、降糖用药史、糖化血红蛋白（HbA1c）和视网膜病变病等为预测因素，可应用于有实验室设施和视网膜筛查的环境。

② 模型 2：除去了视网膜病变这一因素，可应用于视网膜筛查困难但 HbA1c 可用的环境。

③ 模型3：是一个非侵入模型，包括模型2中除 HbA1c 之外的所有变量。

模型1在英国和印度数据集中均表现出色，变量较少的模型2在英国和印度数据集中的诊断性能都略低。模型3非侵入性模型在英国和印度数据集中的诊断效能令人满意。

上述英国模型和初筛思路为我国的糖尿病患者眼底筛查提供了思路。我国研究者可以通过分析中国 DR 人群的特点，构建高危因素模型，应用此模型找出高危 DR 的人群，再进一步将这些人进行眼底筛查，以达到更好的卫生经济学收益。

3. 眼底筛查和基层转诊

根据国际眼科学会2017年发布的关于"糖尿病眼保健指南"[80]，标准的糖尿病眼底筛查应该包括完整的眼科检查，如最佳矫正视力、瞳孔散大拍摄的视网膜成像（例如广角视网膜照相和光学相干断层扫描 OCT）。然而，即使在资源丰富的发达国家，这种眼底筛查也不是能够常规进行的。因此，指南建议，糖尿病眼底筛查的内容应至少包括视力检查和足以进行 DR 分级的视网膜检查。

（1）视力

由经过培训的人员完成，包括社区环境中的全科医生、护士和医护人员，根据资源可用性，以下任何一种方式完成。

① 使用2.5 m 或者5 m 的对数视力表；

② 如果视力降低，使用近或远视力表加验光仪或针孔镜片进行矫正视力检查。

（2）视网膜检查

可通过以下方式完成：

① 直接或间接检眼镜检查视网膜（眼底）；

② 视网膜（眼底）照相，可采用以下任何一种：常规或广角眼底照

相检查，以及散瞳或未散瞳拍摄眼底。最好有 OCT 检查。

可以由经过培训的人员完成上述视网膜检查，视网膜检查的报告可由眼科医生完成，还可依托于远程和智慧医疗技术，寻求高一级医疗单位的帮助。

（3）转诊指南

转诊目标单位应该保证至少有基本的治疗设施（包括视网膜激光机，或抗血管内皮生长因子药物），并且应该在患者筛查后 3 个月内为患者提供眼底病变的治疗。DR 最低转诊标准如下：

① 矫正视力低于 6/12（20/40 或 0.5）或患者自己有视力下降的主诉；

② 根据 DR 的国际分期，需要转诊的情况和时限。

a. 中度非增殖期 DR6～12 个月内转诊；

b. 重度非增殖性 DR＜3 个月内转诊；

c. 增殖期 DR＜1 个月内转诊；

d. 不涉及中心凹的 DME，3 个月内不需要转诊（如果目标单位有视网膜激光仪器，或抗血管内皮生长因子药物，建议转诊），涉及中心凹的 DME，1 个月内需要转诊。

（4）转诊和转诊后的检查

对于转诊的患者，应详细搜集病史和临床检查，包括评估视觉症状、视力、眼压测量、有指征时进行房角镜检查、裂隙灯生物显微镜检查和眼底检查、血糖状态（糖化血红蛋白，HbA1c）以及全身状态（例如妊娠、血压、血脂水平、心/脑/肾状态）。

（5）患者教育

医生或其他医疗保健提供者对患者的教育在预防失明中起着关键作用。卫生工作者应强烈鼓励糖尿病患者接受眼底筛查检查。还应经常提醒患者，尽管视力良好且没有眼部症状，但及时干预对于有效防治 DR 的重要性。应教育患者维持接近正常水平的血糖、血压、血脂。最后，对现有治疗无改善或无法获得治疗的患者，在适当的情况下，可以考虑转诊至更高一级的医疗机构，让患者获得康复或更多医疗服务。

4. AI 眼底照相辅助 DR 筛查

地标上海，最近在门诊，我遇到了几位手持社区医院 AI 眼底检查的诊断报告的患者。社区全科医生告诉他们，AI 眼底照相报告提示"DR"，要求他们来眼科专科进一步诊治。这些报告附带了患者眼底的照片和初步诊断意见。我对上海的社区医院部署 AI 辅助诊断工具感到非常振奋。

5. AI 模型辅助眼底诊断的发展

Google 的深度学习模型[81]

早在 2018 年，Google Health 与英国 Moorfields 眼科医院合作，开发了一种基于深度学习的模型，用于自动分析视网膜光学相干断层成像（OCT）图像。该模型通过卷积神经网络（CNN）进行训练，能够检测 50 多种眼部疾病，其诊断效能在多达 100 000 多张 OCT 图像上进行了测试和验证。在一些眼底疾病（如 DR）的诊断上，该模型的准确性媲美人类专家。

在同一年，美国 FDA 批准的 DR 检测 AI 系统"Dx-DR"问世，[82]用于 DR 的自动筛查，在临床试验中，Dx-DR 在检测中度或严重 DR 时，达到 87.4% 的灵敏度和 89.5% 的特异性。这项研究标志着 AI 技术在视网膜图像分析中的重要应用。今日，AI 辅助视网膜病变筛查系统已经被初步应用于各级医疗保健环境中，以提高 DR 的筛查效率。

一些 AI 辅助视网膜病变筛查工具已经开始集成到智能手机中，提升了筛查的便捷性和效率。例如，Eyenuk 的 EyeArt（一种依靠 AI 驱动的 DR 筛查工具）利用 AI 技术在智能手机上自动分析眼底图像，检测 DR。Clarity by Clarity Medical Systems（结合移动设备和 AI 技术的视网膜图像捕获与分析工具）实现了在手机上进行视网膜图像捕获和分析的功能。Welch Allyn 的 iExaminer 虽然本身不完全依赖 AI，但通过与 AI 分析工具配合，支持在智能手机上进行视网膜检查。Kavi 的眼科 AI 系统和 Retina AI（视网膜 AI）也将 AI 算法集成到手机应用中，提供高效的视网膜病变检测。这些技术使得视网膜病变筛查更加便携和高效，推动了智慧医疗和远程医疗的发展。

6. 得到 AI 报告后，仍然需要医生诊断

AI 技术的引入，不仅让 DR 的初步筛查变得更加迅速和方便，还大大提升了我们对患者病情的理解和处理速度。经过一段时间的观察，我注意到，现行的 AI 报告在大部分情况下确实识别了明显的 DR，但也有少数误诊的情况，特别是 AI 在分析不清晰的照片的情况下。因此，AI 可以作为一个非常有用的辅助工具，但在医疗决策过程中，医生的专业判断仍然是不可或缺的。

7. 远程医疗和图像分析

在我国以及一些国家，如印度，DR 筛查多为机会性筛查，尚未建立普遍的筛查计划。

来自印度研究者的一项综述，[83] 汇总了全球 DR 远程医疗筛查的实践经验，评估其在准确性、患者满意度和成本效益等方面的表现。远程医疗筛查 DR 模式，可表现出与面对面人工评估相当的准确性，能够有效识别需要转诊的病例，并区分 DR 的不同阶段。这种模式成本效益高，同时有望获得了较高的患者满意度。

远程医疗还可以结合 AI 影像分析（必要时散瞳眼底照相），适用于初级保健环境，如社区医院等。然而，老年患者的视网膜影像模糊更为，AI 判读率更低，需进一步优化筛查策略以提升适用性。[84]

> **总结**：DR 的筛查和转诊是有效治疗目标人群的重要环节。我国的 DR 眼底筛查模式应该尽快从机会性筛查向系统性筛查转变。
> 远程医疗和人工智能辅助 DR 筛查可以极大地提高医生的诊疗效率，并有助于患者进行自我筛查。

十二、糖尿病视网膜病致盲的原因及治疗概述

糖尿病视网膜病变（DR）导致视网膜神经血管单元衰竭而致盲，常见有五大致盲原因。

1. 糖尿病性黄斑水肿（DME）

（1）发生机制：黄斑是视网膜中央的重要区域，负责精细视觉。DME是糖尿病患者视力丧失的主要原因之一。

① DR 引起视网膜毛细血管渗漏，微静脉回流功能异常，色素上皮泵水功能受损，液体将积聚在黄斑区，称为 DME。

② 糖尿病患者眼内炎症因子和免疫细胞的浸润，加重了 DME 的程度并可延长病程。

（2）危害：DME 可干扰光感受器的排列，影响光感受器光波引导能力，干扰氧和营养物质从视网膜色素上皮到光感受器的正常扩散，诱导光感受细胞退化，导致患者视力下降。

（3）诊断和分期：国际眼科学会 2017 年糖尿病眼护理指南，根据 OCT 特征将 DME 黄斑水肿分为两类，并指导治疗[80]。

① 未累及黄斑中心凹的 NCI-DME：黄斑视网膜增厚，但未累及中心凹直径 1 mm 范围内；可以观察直至病变进展为中心凹受累，或者如果 DME 威胁到中央凹。

② 累及黄斑中心凹的 CI-DME：黄斑视网膜增厚，累及中心凹直径 1 mm 范围内。当 CI-DME 使黄斑中心凹厚度超过 250 μm，是病变活动且需要干预的标志之一。但不应对距离黄斑中心小于 300~500 μm 的病变进行激光治疗。

2021 年，ESASO 国际专家小组又将黄斑水肿进一步细分，提出仅仅关注黄斑中心凹厚度是不够的，还需要在 OCT 上观察几个重要的标志物：视网膜内囊肿，内外层视网膜结构，高反射灶，中心凹下液体分布，玻璃体视网膜界面，脉络膜厚度等因素，这些指标会影响到 DME 的治疗效果。[85]

（4）治疗：抗血管内皮生长因子（VEGF）药物眼内注射为一线治疗方法。治疗的关键在于早期快速的消除 DME 所表现出的积液。局灶或格栅样视网膜激光，激素药物是控制 DME 的辅助治疗方法。

典 型 病 例

病例 1　男，58 岁，2 型糖尿病，右眼增殖期 DR（玻璃体切割术后），视力仅 0.12（图 12-1）。

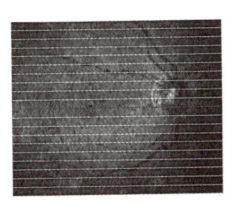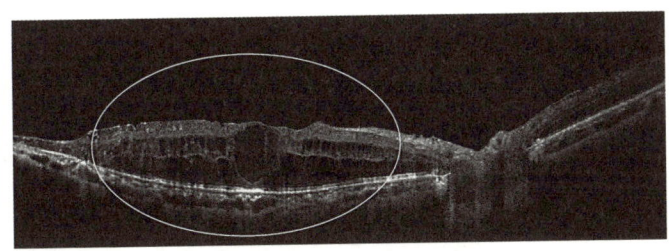

图 12-1　OCT：右眼黄斑中心凹水肿呈现囊样（白色圆圈内），累及视网膜内外层；视网膜内层有散在高反射点

2. 黄斑缺血

（1）发生机制：黄斑缺血是 DR 视力丧失的重要原因之一。糖尿病引起的视网膜微血管病变导致黄斑区域视网膜血管闭塞，脉络膜血管退化和脉络膜厚度变薄，使得黄斑区域的视网膜组织得不到充足的氧气和营养，导致黄斑区神经节细胞、感光细胞因能量供应不足而丧失功能。

（2）危害：患者会出现视力模糊、视野中央出现暗点或视野中心变形，甚至视力严重下降。有些增殖期糖尿病视网膜病（PDR）患者在手术以后，黄斑缺血无法逆转，视力无法提高。

与糖尿病性黄斑水肿（DME）不同，黄斑缺血通常难以通过治疗逆转，因为受损的视网膜和脉络膜血管组织无法恢复正常功能。因此，这种视力损失往往是不可逆的。

（3）诊断：黄斑缺血可以通过眼底血管造影或者光学相干断层扫描（OCT）以及血管成像（OCTA）来确诊，显示出黄斑区中心凹无血管区域（FAZ）扩大或者毛细血管闭锁或者灌注不足，视网膜和脉络膜厚度变薄。

黄斑缺血和 DME 同时发生的话，抗新生血管药物能暂时消退 DME，但复发率高，视力改善不佳。

典 型 病 例

病例 2　男，40 岁，2 型糖尿病，右眼增殖期糖尿病视网膜病变（PDR），矫正视力 0.15（图 12-2）。

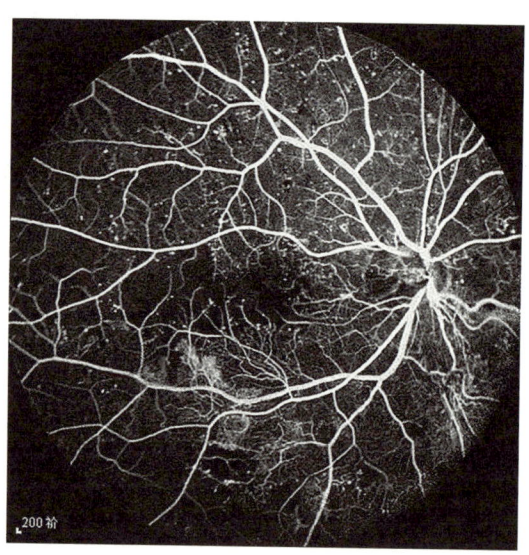

图 12-2　眼底血管荧光造影显示视网膜后极黄斑区及颞侧大范围毛细血管无灌注区，提示黄斑缺血。多处新生血管簇

3. 增殖期糖尿病视网膜病变（PDR）新生血管破裂导致玻璃体积血

视网膜新生血管破裂出血，进入玻璃体腔形成玻璃体积血，遮挡视线。如果不及时治疗，新生血管膜、机化的血凝块、玻璃体皮质，可牵引性视网膜造成脱离，导致失明。

(1) 出血灶局限：如果视网膜大部分清晰可见，出血灶较局限，且不累及黄斑，可眼内注射抗 VEGF 药物或联合全视网膜激光光凝治疗，封闭异常血管病灶。

(2) 中到大量的出血经抗 VEGF 药物治疗，并做好手术准备：中到大量的积血会影响医生了解视网膜状况，干扰寻找并治疗出血灶，此时先通过眼部 B 超来判断视网膜状况。可眼内注射抗 VEGF 药物，3~5 天后复查。若眼内积血无吸收趋势，或 B 超提示已经有明确的玻璃体机化组织牵拉视网膜，可准备玻璃体切割手术。

(3) 黄斑前的膜状或舟状出血，需要尽早玻璃体切割术：此种类型的视网膜出血常来源于视盘血管或大血管弓，与黄斑临近，无玻璃体后脱离时，出血常累及玻璃体的多个层面，导致玻璃体劈裂。出血会遮盖黄斑，血凝块以及玻璃体后皮质机化收缩，可在黄斑表面形成前膜，导致黄斑被牵拉甚至黄斑区视网膜脱离，患者视力不可逆下降。此类视网膜出血，需要尽早玻璃体切割手术。术前积极完善抗 VEGF 药物治疗或视网膜激光。

典 型 病 例

病例 3　男，40 岁，2 型糖尿病，右眼视力下降 1 周，就诊时视力为眼前数指（图 12-3）。

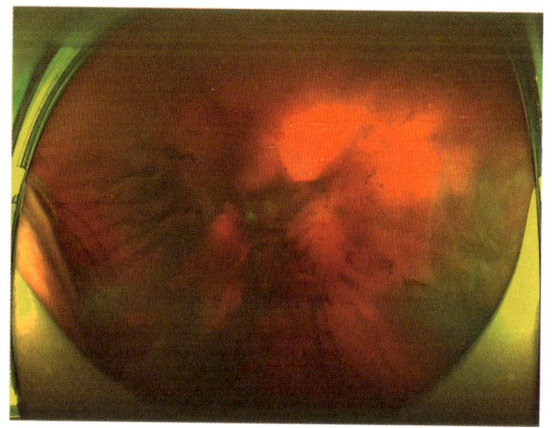

图 12-3　超广角眼底照相：右眼 PDR，玻璃体积血

4. PDR 导致视网膜脱离

当新生血管膜牵拉视网膜时，将导致视网膜脱离。如果不及时治疗，累及黄斑后，会导致失明。应在积极完善抗新生血管药物或视网膜激光治疗后，进行玻璃体切割手术治疗。

典 型 病 例

病例4　女，30岁，2型糖尿病，左眼视力下降半年余。就诊时视力下降至光感（图 12-4）。

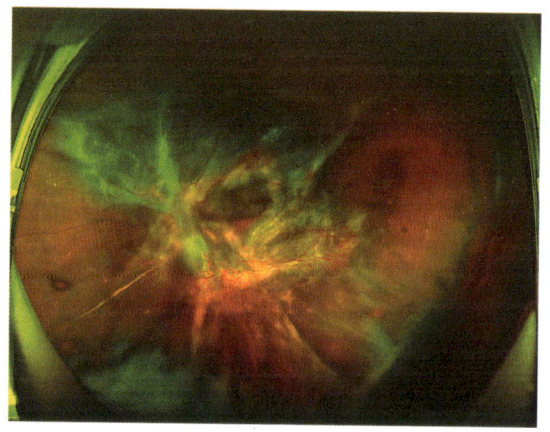

图 12-4　超广角眼底照相：左眼 PDR，玻璃体积血，牵引性视网膜全脱离

典 型 病 例

病例 5　男，50 岁，2 型糖尿病，左眼视力下降 3 周（图 12-5，图 12-6，图 12-7）。

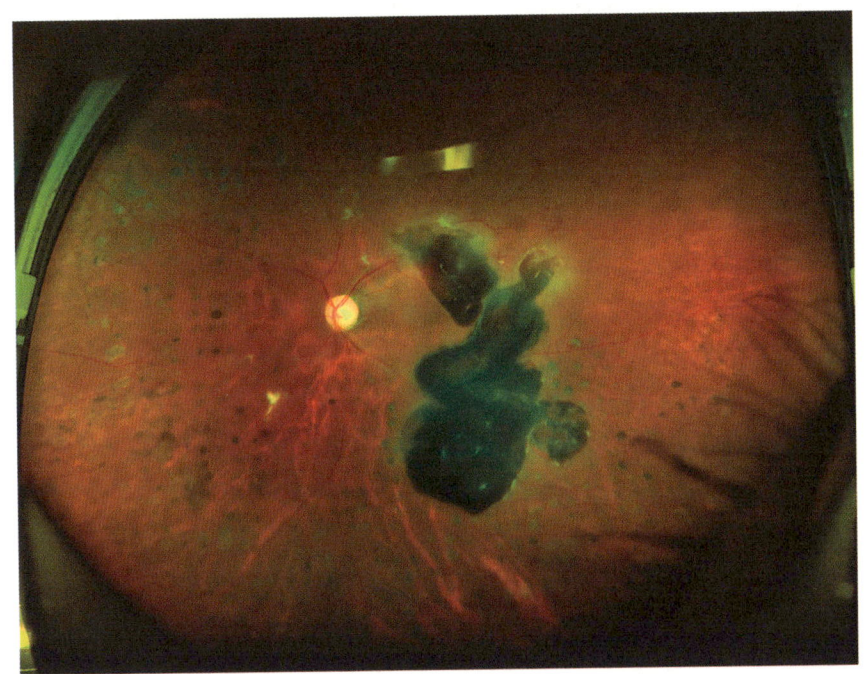

图 12-5　超广角眼底照相：左眼 PDR，玻璃体积血（黄斑区视网膜前以及玻璃体后皮质下），周边散在视网膜激光斑

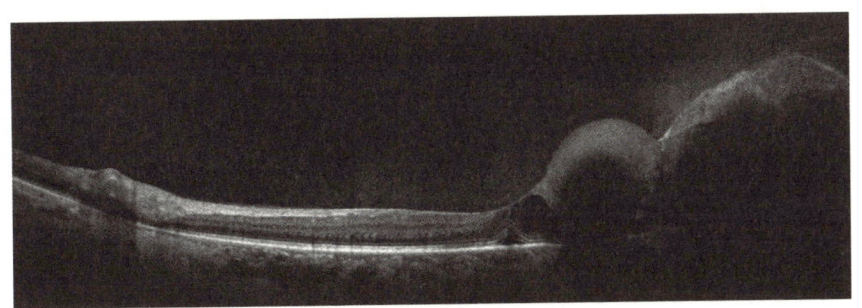

图 12-6　OCT 示：左眼黄斑出血位于玻璃体后皮质下，牵拉黄斑颞侧，黄斑水肿

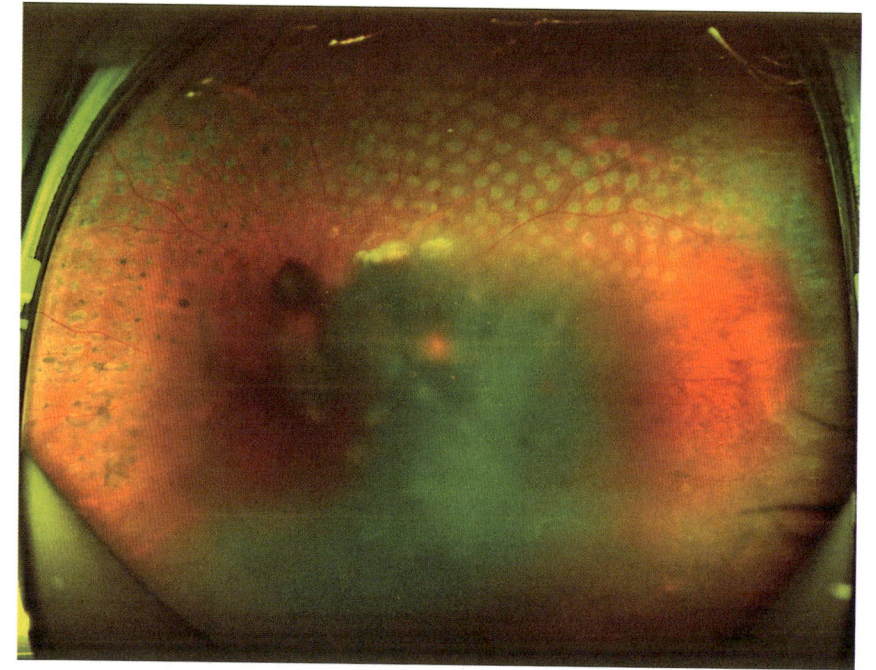

图12-7 超广角眼底照相：补充视网膜激光后，玻璃体积血向玻璃体腔内扩散。给予玻璃体切割手术

5. 新生血管性青光眼

（1）发病机制：DR的进展可能导致视网膜大血管闭锁，脉络膜血管退行性变，眼球内缺血缺氧显著，导致新生血管生长进入眼前节的虹膜和房角区域，形成虹膜新生血管。新生血管膜可阻塞房水排出，导致眼压升高，引发青光眼，导致视神经损伤和失明。患者眼压升高至正常眼压的2～3倍，终身疼痛。某些DR患者，由于有颈内动脉斑块，血管狭窄等基础疾病，即使没有发生视网膜新生血管的出血、玻璃体积血、牵引性视网膜脱离时，也可能发生新生血管青光眼，在血糖控制不佳的2型糖尿病患者尤为常见。

（2）虹膜新生血管（或新生血管性青光眼）的治疗

① 药物控制眼压和抗VEGF玻璃体腔内注射双管齐下。

② 药物无法控制眼压时，尽早行阀门管植入手术将眼压降至正常，保留有用视力。

③ 眼压正常后需要进行全视网膜激光光凝治疗，能让部分患者的虹膜新生血管退缩，并且防止 DR 继续发展。

④ 眼压正常后，如果因为白内障和玻璃体积血导致眼内情况不清，无法行视网膜激光光凝术时，在有充分准备的情况下，可以行白内障摘除，玻璃体切割术，联合视网膜激光光凝术，有望能保存一部分视力。

⑤ 如果患者已经大部分视力丧失，为缓解疼痛，则仅仅在抗 VEGF 药物治疗后行阀门管植入或睫状体冷凝术。

典 型 病 例

病例 6　男，40 岁，2 型糖尿病，视力下降至 0.1，眼压 45 mmHg（图 12-8，图 12-9）。

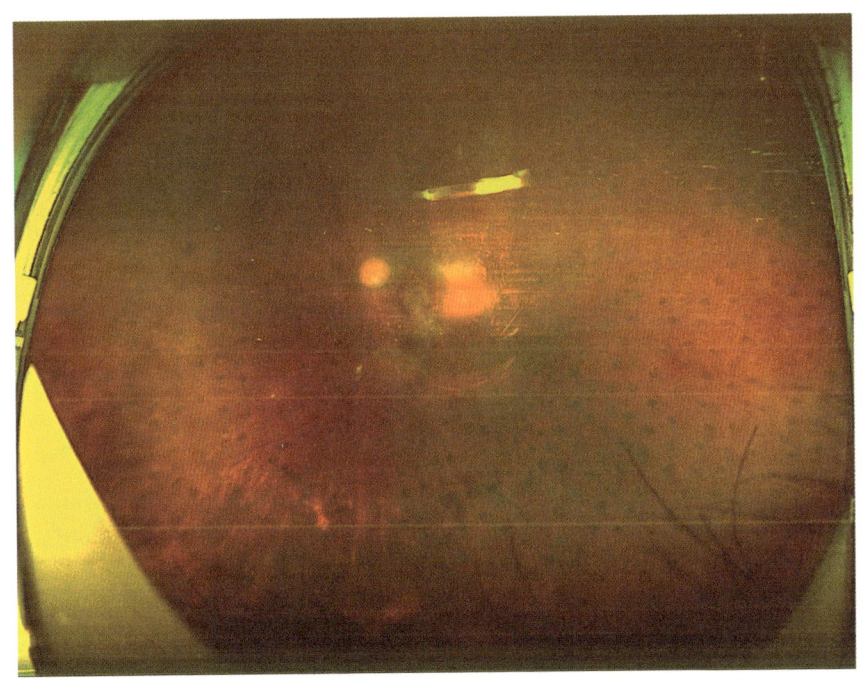

图 12-8　超广角眼底照相：左眼 DR，屈光间质混浊，有散在激光斑

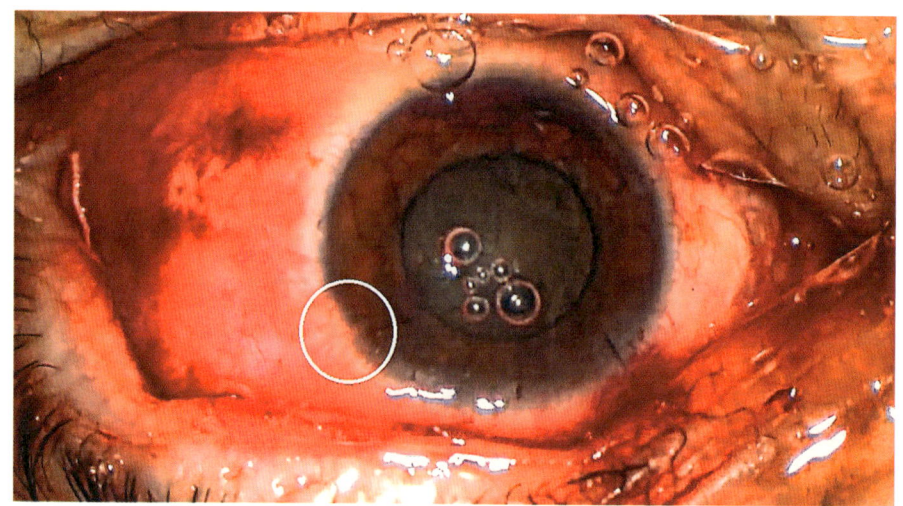

图 12-9 行左眼抗 VEGF 后阀门管植入术，术毕截图（显微镜下）：阀门管植入前房（白色框），虹膜新生血管+及前房积血，色素领外翻，瞳孔散大，前房内留黏弹剂。该患者术后 1 月完成全视网膜激光光凝并再次抗 VEGF 治疗，虹膜新生血管减少。未使用降眼压药物，1 年内眼压一直维持在 17～20 mmHg

总结： 糖尿病视网膜病致盲的病因：DME，黄斑缺血，PDR 导致的玻璃体积血和牵引性视网膜脱离，以及新生血管青光眼。抗 VEGF，视网膜激光，手术在 DR 的治疗中起到重要作用。

十三、视网膜激光光凝术治疗糖尿病视网膜病变

糖尿病视网膜病变（DR）的治疗是一个长期的、综合的、多学科联合的、治疗和保健并重的过程。在发生重度非增生型糖尿病视网膜病变（重度 NPDR）和黄斑水肿（DME）以前，能够延缓 DR 的发生发展的眼科类药物和治疗有限。

DR 重度非增殖期和（或）DME 以前，医师和糖尿病患者的首要任务，就是控制血糖和改善内科状况，防止或者延缓 DR 的发生和发展。因为任何抛开原发疾病的控制来谈论并发症的治疗都是徒劳。我在之前的章节里面有详细的描述，需要遵循如下的防治原则。

① 长期，DR 跟随糖尿病患者一生，即使视网膜病变暂时得到控制，视网膜神经血管单位的退化仍然随着年龄增长在缓慢进展。

② 综合，DR 的诊断和治疗，动用了眼科的精密仪器和治疗手段，包括眼底照相，视网膜血管造影，广角眼底血管成像，光学相关断层扫描成像，以及视网膜激光，药物治疗，玻璃体切割手术治疗，等等，较为复杂。

③ 多学科联合，DR 患者常合并心、脑、肾重要脏器的并发症，并发症之间相互促进影响，因此，控制糖尿病的其他并发症对于治疗 DR，大有裨益。

④ 治疗和保健并重，是指糖尿病患者的眼底诊查和保健，是糖尿病患者和医师共修的一门功课，得分多少，取决于大家的配合度。

1. 威胁视力的糖尿病视网膜病变

（1）重度非增生型糖尿病视网膜病：符合 4-2-1 原则中的任意 1 条，即：4 个象限中的视网膜内出血，且每个象限超过 20 处，2 个象限出现静脉串珠，1 个象限出现视网膜内微细血管异常。

（2）极重度 NPDR：如果同时符合 4-2-1 原则的两个现象以及以上，称为极重度 NPDR，离增殖型糖尿病视网膜病变（PDR）的新生血管生长，就差临门一脚。此时，50% 的极重度 NPDR 患者在 1 内进展为 PDR，面临着不可逆视力损害的风险。[86]

（3）增殖期糖尿病视网膜病变（PDR）和高危增殖期糖尿病视网膜病变（HR-PDR）：PDR 是指视网膜新生血管形成。更严重的 HR-PDR，伴随着视盘新生血管形成或玻璃体积血，意味着一半的患者 5 年内面临失明的风险。

（4）经典的治疗：全视网膜激光光凝（pan retinal photocoagulation, PRP）治疗后，DR 患者 5 年内失明的风险降至 25% 以下。[86]

2. 了解视网膜激光术

视网膜激光是一种用于治疗多种眼部疾病的手术技术，主要用于治疗视网膜疾病，如 DR、视网膜裂孔、视网膜脱离等。

（1）原理：利用激光的高能量聚焦在特定的视网膜区域。激光可以精确地破坏异常的血管和无血管区视网膜，改善视网膜血液循环，降低眼内 VEGF 浓度，增强神经上皮层透氧量，防止或减缓疾病的进展。

（2）视网膜激光仪器

① 激光源：产生特定波长的激光束。视网膜激光使用的波长通常在 500～800 nm 之间，具体取决于治疗的目的。

② 裂隙灯显微镜：结合激光设备使用，提供放大视图，帮助医生精确定位病变区域。

③ 激光导向系统：用于将激光束精确导向至目标区域。

④ 激光镜：全视网膜激光镜，集中激光能量在视网膜上的特定位置。

（3）适应证

① 对于 DR：视网膜激光治疗能封闭 DR 的视网膜无血管区，减少 VEGF 表达，破坏异常的新生血管，减少视网膜出血和渗出。

② 糖尿病黄斑水肿（DME）：通过传统的黄斑局灶或格栅激光减少 DME。

（4）注意事项：视网膜激光治疗是一种微创手术，通常在局部麻醉下进行，手术时间较短，患者恢复较快。术后可能会出现视力波动、视野缺损等并发症，因此手术方案需要根据病情由医生决定。

（5）治疗流程

① 准备工作

a. 患者眼部滴扩瞳药水，充分散大瞳孔。点表面麻醉药，不配合的患者可以进行神经阻滞麻醉。

b. 医生将全视网膜激光镜固定在眼睛表面，汇聚激光聚焦到目标区域。

② 激光治疗

a. 激光设备发射精确的激光束到目标区域。

b. 每次激光脉冲的时间很短，通常为 100～200 ms。5～10 min 完成激光。

③ 治疗后休息

a. 激光后患者瞳孔仍然处于药物性散大的状态，且常有红光感觉。因此，应休息适应周围环境 10 min 后再离开医院。如果有不适，应该及时得到治疗。

b. 部分浅前房或者有闭角型青光眼的患者在激光后，应滴用 0.5% 毛果芸香碱药水，帮助瞳孔更快回缩，医师应关注患者眼压波动。部分患者可先行虹膜 YAG 周切，再行扩瞳后眼底激光。

c. 激光刺激睫状神经和视网膜组织，眼内会有轻度的炎症反应，患者应注意休息，局部用非甾体类抗炎药物。

（6）激光为什么会疼

尽管麻醉药物可以减少大部分不适，但激光光凝术过程中仍可能会有一定的疼痛或不适感。原因如下。

① 激光对视网膜和睫状神经的刺激：激光脉冲会产生热量，破坏组织，刺激睫状神经，产生炎症反应，导致疼痛感。炎症反应明显的患者，在激光后3天内患者会感觉到轻微畏光，眉弓处疼痛，甚至头疼，可以局部或口服应用非甾体类抗炎药物。

② 眼表疼痛：有些患者可能对麻醉药物不敏感，激光术中眼角膜结膜异物感甚至疼痛。医师应追加局部麻醉药物，等患者能够耐受，再继续操作。

3. 为什么重度 NPDR 以及 PDR 采用全视网膜光凝？

在20世纪70年代初，美国眼科界将视网膜激光光凝术广泛用于DR的治疗。然而，缺乏高质量的证据判断该手术的风险和益处。因此，在1971年，美国国家眼科研究所（NEI）资助了DRS研究来评估PDR的光凝治疗的效果。

（1）糖尿病视网膜病研究（diabetic retinopathy study，DRS）[87]

① 纳入人群：1 742名患有PDR或者重度NPDR的患者，所有患者每只眼的视力高于或等于20/100（0.2）。

② 治疗：随机将每名患者的其中一只眼睛进行播散型视网膜激光光凝治疗，另一只眼睛仅进行观察。使用氩激光光凝，每眼800~1 600个光斑、光斑直径为500 μm、每个光斑持续0.1 s，直接光凝新生血管，无论是在视盘（NVD）的一个圆盘直径（DD）上或内部还是该区域（NVE）外的新生血管都给予激光。每4个月进行一次随访，至少随访5年，根据需要进行随访治疗。

③ 结果：在随访中，未经治疗的眼睛 2 年内失明发病率为 16.3%，而治疗过的眼睛仅为 6.4%。因此，视网膜激光光凝术将糖尿病患者因 DR 而在 2 年内失明（定义为连续 2 次随访中视力低于 5/200）的风险降低了约 60%。这一发现在当时是出乎意料的。

④ 对视力的影响：虽然视网膜激光光凝治疗的主要目标是防止视力丧失，而不是改善视力，但有些接受治疗的眼睛有一些恢复迹象。在未经治疗的眼睛中，在 1、2 或 3 次连续的随访中，就诊时有恢复迹象的眼睛百分比分别为 28.6%、12.2% 和 7.7%，而治疗眼中分别为 48.8%、28.6% 和 20.8%。因此，接受治疗的眼睛比未治疗的眼睛更容易恢复视力。

⑤ 结论：这项大规模试验表明播散型视网膜激光光凝治疗可显著降低 PDR 患者以及严重的 NPDR 患者的视力丧失风险。但对于早期的 NPDR 患者，光凝治疗的益处尚不明确，且有视力减退和周边视野的收缩的风险。因此，目前当患者出现严重的 NPDR 时，才给予播散型视网膜激光光凝。

(2) 糖尿病视网膜病变的早期治疗研究（early treatment diabetic retinopathy study，ETDRS）[86]

DRS 提出了散布型视网膜激光光凝治疗，随后的 ETDRS 这一研究指出了对 NPDR 患者进行更安全有效的，且损伤更小的视网膜激光光凝。

① ETDRS 要回答的主要临床问题是：在 DR 过程中，何时开始光凝治疗让患者最有获益？光凝术对 DME 的治疗有效吗？

② 纳入人群：3 711 名患有轻度 NPDR 至早期 PDR 的患者，年龄在 18~70 岁，所有患者的视力等于或高于为 20/200（0.1）。

③ 入选标准为：没有 DME、视力为 20/40（0.5）或更好以及中度或重度 NPDR 或早期 PDR；或者有 DME、视力为 20/200（0.1）或更好，轻度、中度或重度 NPDR 或早期 PDR。

④ 治疗：随机分配患者接受播散型全视网膜激光或黄斑局灶性光凝治疗，或仅进行观察。

a. 全视网膜激光光凝：光斑大小为 500 μm，曝光时间为 0.1 s，调整功率获得中等强度的白色光斑，共需要 1 200~1 600 个光斑。治疗分两次，间隔不少于 2 周；如果治疗分 3 次或更多，则必须至少间隔 4 天。单次激光不超过 900 点，初始治疗应在 5 周内完成。

b. 轻度全视网膜激光光凝光斑大小、曝光时间和强度维持不变，光斑之间至少相距一个光斑直径，并均匀地散布在视网膜的同一区域，为 400~650 光斑，一次完成。

c. 局灶性光凝术治疗 DME：将氩激光应用于距离黄斑中心外 500~3 000 μm 之间的局灶性病变（例如由眼底血管荧光造影确定的渗漏性微动脉瘤或视网膜缺血区域）。

⑤ 结果：全视网膜激光光凝术以及局灶光凝术对 2 型糖尿病患者的益处大于 1 型糖尿病患者，对重度的 NPDR 或早期 PDR 有最大的益处，对 DME 也有益处，显著减少了如下不良后果的发生率，包括发展为高危 PDR、DR 导致严重视力丧失或需要玻璃体切割术。特别是对于老年 2 型糖尿病患者，全视网膜激光光凝治疗可显著降低严重视力丧失的风险。但不建议对轻度至中度 NPDR 进行光凝治疗，因有视力减退和视野缩小的风险。

（3）靶向视网膜光凝（targeted retinal photocoagulation，TRP）[88]

① 技术概述：近年来，超广角荧光血管造影（UWFA）技术的出现改善了对远周边缺血区域的识别，促使了靶向视网膜光凝（TRP）技术的发展。

② 治疗：TRP 技术选择性地治疗缺血区域，同时保留仍然灌注的区域，从而在控制视网膜病变方面达到与传统全视网膜光凝（PRP）相同的效果。

③ 结果：近期研究表明，TRP 在中央黄斑厚度和视野方面的效果优于 PRP。

④ 结论：TRP 技术通过更精确的治疗策略，提供了比传统 PRP 更好

的临床效果，尤其是在视野保护和中央黄斑厚度方面。TRP技术与抗新生血管药物的联合治疗DR，可能是未来发展方向。

⑤ 长期随访：DR的进展意味着视网膜毛细血管网的不断丢失，如何长期随访并跟踪患者的DR状况，并多次进行TRP，仍然是我们需要探讨的话题。

4. DME的激光疗法

DME的治疗技术近年来取得了进展，其中微脉冲激光是新兴的治疗手段。这些技术相较于传统的黄斑区局灶光凝或格栅样激光的治疗效果相当，可能具有更少的副作用，但需要更多次的治疗。[89]

（1）微脉冲激光（diode subthreshold micropulse laser）

① 工作原理：微脉冲激光使用的是"亚阈值"能量，这意味着激光以非常短的脉冲形式发射，避免了传统的黄斑区激光可能导致的视网膜烧伤。每个脉冲之间有足够的冷却时间，这种技术允许激光作用于视网膜，而不会引起明显的热损伤。

② 优势：微脉冲激光的主要优点是减少了治疗过程中对视网膜的损伤，降低了导致视野缺损的风险，同时在治疗DME方面依然有效。然而，微脉冲激光同样对感光细胞有一定的损伤。由于在治疗当中未见明显的激光斑，需要技术熟练的激光医师分辨已经激光部位。

（2）全视网膜激光光凝后有视网膜出血加重和黄斑水肿的风险（见第二十三节）

（3）激光联合抗血管内皮生长因子（VEGF）药物：结合抗VEGF药物进行治疗，兼顾短期和长期效果，并减少经济支出。

典 型 病 例

病例1 男，38岁，2型糖尿病7年，左眼无症状（图13-1至图13-5）。

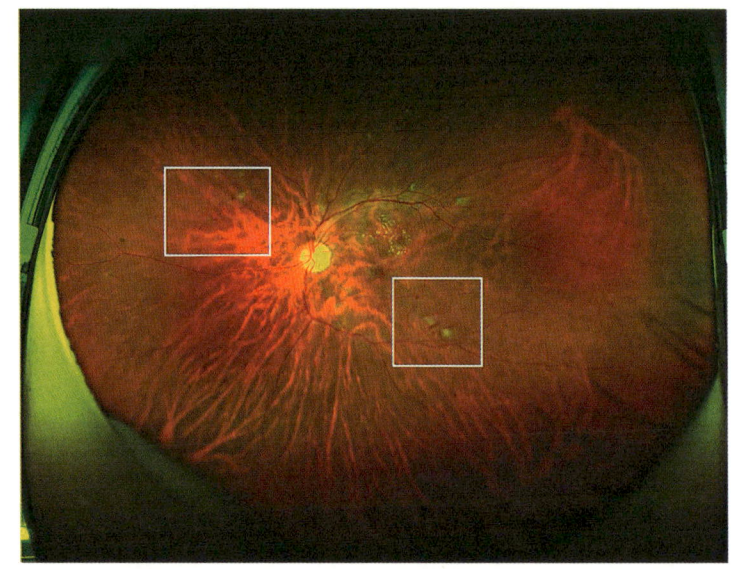

图 13-1 超广角眼底照相:左眼 PDR,视网膜鼻侧以及颞下分支血管长出新生血管(白色框内),各个象限点状出血,棉絮斑,DME,黄斑周围硬性渗出

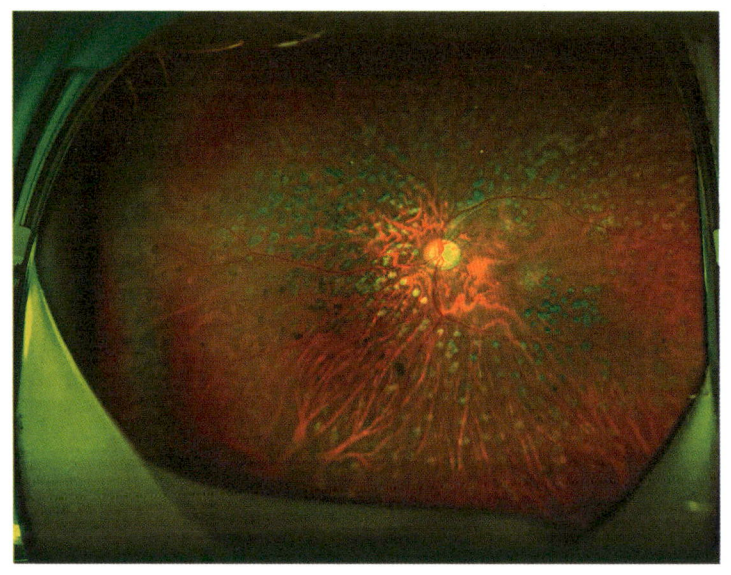

图 13-2 超广角眼底照相:左眼在全视网膜激光光凝术后 2 年,血管病变消退,视力一直维持在 0.8+

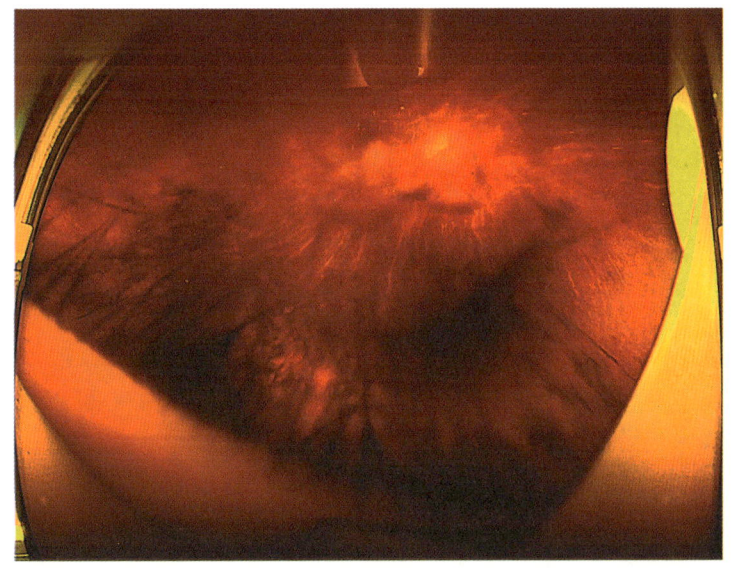

图 13-3　超广角眼底照相：右眼视力 0.1，PDR，玻璃体积血

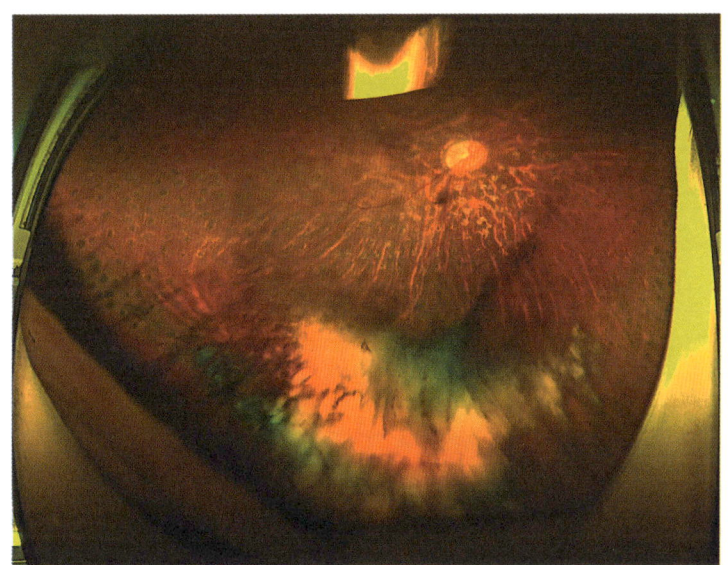

图 13-4　超广角眼底照相：为右眼抗 VEGF 药物治疗联合全视网膜激光光凝后 5 月。未吸收的玻璃体积血沉积在下方，形成黄白色凝血块

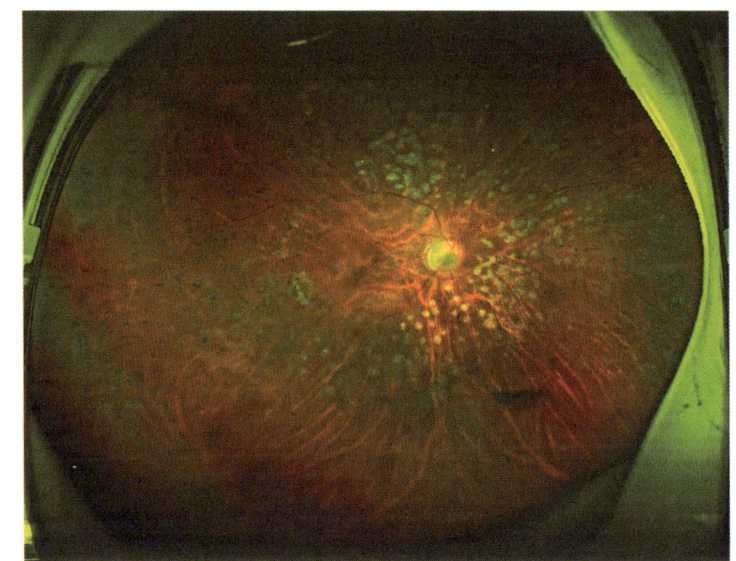

图 13-5 超广角眼底照相：右眼 PDR 玻璃体积血，抗 VEGF 药物治疗联合全视网膜激光光凝后 24 个月后拍摄。此时眼内积血吸收。患者视力恢复至 0.7。两年来未再次发生眼内出血

总结： DR 的激光治疗，始于重度 NPDR 以及早期 PDR，可以有效降低视力丧失的风险。对于有 DME，PDR 的患者，结合眼内抗 VEGF 药物，获得更好的效果。

十四、抗 VEGF 药物——治疗糖尿病视网膜病变的新方法

实际上抗血管内皮生长因子（VEGF）药物获批用于眼科新生血管治疗，已经近 20 年。

1. 药物背景

（1）抗新生血管药物的起源

① 源于治疗肿瘤的新生血管：抗新生血管药物的主要成分是血管内皮生长因子（VEGF）的单抗类以及融合蛋白类药物，该类药物的研究和应用源于它们在抑制结直肠癌新生血管生长中的作用。

贝伐单抗（Bevacizumab）：较早应用于眼科的抗 VEGF 药物是贝伐单抗（商品名：Avastin），由 Genentech 公司开发，最初于 2004 年被 FDA 批准用于治疗转移性结直肠癌。贝伐单抗是一种全长的人源化单克隆抗体，通过抑制 VEGF，阻止肿瘤新生血管的生成，从而抑制肿瘤的生长和扩散。

② 视网膜新生血管病变源于 VEGF 升高：VEGF 是一种在多种视网膜疾病中促进新生血管生成、渗漏的关键因子。早在 20 世纪 90 年代，科学家就发现 VEGF 在湿性年龄相关性黄斑变性（AMD）等疾病中的重要作用，促使科学家开始研究抑制 VEGF 的药物在眼内的应用。不仅如此，视网膜组织内 VEGF 升高，可以增加微血管通透性，增加血管外渗炎症细

胞和血液内成分，导致黄斑和视网膜水肿，因此，抗 VEGF 治疗也可以抑制糖尿病视网膜病变（DR）所导致的新生血管病变以及糖尿病黄斑水肿（DME）。

③ 首个药物的批准：雷珠单抗（Ranibizumab）是于 2006 年由美国 FDA 批准用于治疗湿性 AMD 的眼科类药物。Ranibizumab 是一种单克隆抗体片段，分子量小，能够直接与 VEGF 蛋白结合，从而抑制其作用。

2. 众多抗新生血管药物，各显神通（表 14-1）

表 14-1　主要眼科用抗 VEGF 药物列表

药物	药物特征	国内适应证（截至 2024 年 6 月）	卖点
贝伐单抗（Bevacizumab）	全长的 VEGF 单克隆抗体	国内未获批，国外用于"非标"治疗湿性黄斑变性和糖尿病视网膜病变	作用时间长，更持久的抑制 VEGF 作用，减少注射频次
雷珠单抗（Ranibizumab）	单克隆抗体片段（Fab 片段）	国内应用于湿性黄斑变性，高度近视脉络膜新生血管，糖尿病黄斑水肿，以及视网膜静脉阻塞导致的黄斑水肿，早产儿视网膜病变	小分子量，组织穿透性强，起效快，全身副作用小，国内适应证广
阿柏西普（Aflibercept）	重组融合蛋白，由人 VEGF 受体 1 和 VEGF 受体 2 的主要结合位点构成 2 个双域结合臂，以及人免疫球蛋白 G1（IgG1）的 Fc 片段组成。与 VEGF-A、VEGF-B、PIGF 二聚体结合	国内应用于湿性黄斑变性，糖尿病黄斑水肿	多靶点结合特性，在抑制异常血管生成和减少渗漏方面更为全面和有效。基础注射后，给药间隔可以更长

续表

药物	药物特征	国内适应证（截至 2024 年 6 月）	卖点
康柏西普（Conbercept）	重组融合蛋白，能够结合 VEGF-A、VEGF-B 以及胎盘生长因子（PlGF）	国内应用于湿性黄斑变性，糖尿病黄斑水肿，视网膜静脉阻塞导致的黄斑水肿	中国自主研发，多靶点结合特性在抑制异常血管生成和减少渗漏方面更为全面和有效。基础注射后，给药间隔可以更长
法瑞昔单抗（Faricimab）	双特异性抗体药物，靶向 VEGF-A 和 Ang-2	国内应用于糖尿病黄斑水肿	同时靶向两种血管生成因子的药物；对传统抗 VEGF 疗法反应不佳的患者是新的选择

3. 剂型和给药频率的改进

随着抗 VEGF 药物的发展，研究者们不断尝试改进药物的剂型和给药频率，以提高患者的依从性和治疗效果。新型长效抗 VEGF 药物和植入装置正在开发中，以减少注射频率并提高治疗的持久性。

4. 联合治疗

抗 VEGF 药物与其他疗法（如激光治疗或类固醇药物）的联合使用在 DME 等复杂眼病的治疗中显示出更好的疗效。这种综合治疗方式有助于更全面地控制疾病进展。

抗 VEGF 药物的应用极大地改变了许多眼科疾病的预后，使得曾经难以治疗的病症现在可以通过有效的药物管理获得较好的控制。

相对于老年黄斑变性较为局限的新生血管病灶，糖尿病视网膜病变（DR）累及的病变范围更为广泛，机制较为复杂，是否可以单用抗 VEGF 药物走天下呢？

和探索视网膜激光光凝术一样，国外开展了一系列的临床试验来评价抗 VEGF 药物治疗 DR 的疗效。DRCR.net（diabetic retinopathy clinical research network）是一个专注于 DR 和糖尿病黄斑水肿（DME）治疗的临床研究网络。该网络进行了多项重要的临床试验，显著影响了疾病的治疗指南。以下是一些关键的临床试验及基本结论。

5. 针对 DME 治疗的三项临床试验

（1）Protocol I 试验[90]

① 提出问题：对于 DME 的成人患者应用抗 VEGF 药物，激光，还是激素？

② 研究方法：比较四种治疗 DME 的方法，雷珠单抗联合黄斑激光治疗（局灶或格栅）、雷珠单抗联合延迟黄斑激光治疗（仅在 6 个月后持续 DME 情况下使用）、眼内曲安奈德联合即刻黄斑激光治疗，以及黄斑激光联合假注射治疗。

③ 结论：雷珠单抗 + 延迟黄斑激光治疗（符合重度 NPDR 或者 PDR）在视力改善方面优于单纯的黄斑激光治疗和糖皮质激素 + 激光治疗。雷珠单抗治疗的患者在中心视网膜厚度的减小和视力的恢复方面表现较好。

（2）Protocol T 试验[91]

① 提出问题：对于 DME 的成人患者，应该用哪种抗 VEGF 药物？

② 研究方法：对比三种抗 VEGF 药物：阿柏西普（Aflibercept）、雷珠单抗（Ranibizumab）和贝伐单抗（Bevacizumab）的疗效。

③ 结论：对于基线视力较差的患者，阿柏西普在视力改善方面优于雷珠单抗和贝伐单抗。然而，对于基线视力较好的患者，三者的疗效差异不大。该研究为 DME 患者的个性化治疗提供了依据。

（3）Protocol V 试验[92]

① 提出问题：对于有 DME 但视力尚未显著受损（即视力在 20/25 或更好）的患者，是否需要治疗？

② 研究方法：比较了三种治疗策略：阿柏西普（即刻注射）、局灶或格栅黄斑光凝（早期激光治疗），以及观察（必要时激光治疗或注射）。

③ 基本结论：研究发现，在视力尚好的患者中，采用即刻注射与观察策略相比，在 2 年随访期内视力结果无显著差异。这表明，对于视力较好的 DME 患者，密切监测而非立即药物注射可能更合理。

6. 针对增殖期糖尿病视网膜病变（PDR）的临床试验探索

Protocol S 试验

① 研究方法：比较全视网膜光凝术（PRP）与雷珠单抗注射治疗 PDR 的效果。

② 2 年结果[93]

a. 视力：雷珠单抗注射组与 PRP 组在视力保护方面无显著差异。雷珠单抗组在视野保存、视网膜厚度稳定性方面表现更好。

b. DME：雷珠单抗组的患者 DME 的发生率更低。

③ 5 年结果[94]

a. 视力：到 5 年随访时，雷珠单抗组（平均注射 19 针）和 PRP 组之间在视力保护方面仍然没有显著差异。

b. 额外治疗：PRP 组的患者因疾病进展或其他并发症需要额外治疗，包括 58% 患眼在 5 年内至少接受了 1 次雷珠单抗注射治疗 DME，5 年内平均累计注射总量为 5.4 次。雷珠单抗组的患者则需要更频繁的注射来维持效果，5 年内注射平均针数为 7.1、3.3、3.0、2.9、和 2.9 针，在 5 年内，14% 患眼接受了 PRP。

c. 治疗负担：雷珠单抗组在治疗过程中需要更频繁的随访和注射，这增加了患者的治疗负担和成本；雷珠单抗组和 PRP 组的玻璃体切割术的累积概率分别为，15% 和 22%，差异有统计学意义；玻璃体切割手术当中，两组均完成 PRP。

d. 长期视野保护：Protocol S 试验的 2 年结果显示雷珠单抗在视力和视野保护方面较 PRP 有一些优势，特别是在 DME 的管理上。然而，到 5 年随访时，这些优势的临床意义减弱，长期治疗的负担和成本成为需要考虑的重要因素。

7. 单用抗 VEGF 治疗 PDR 的卫生经济学考量

英国一项卫生经济学研究显示，目前抗 VEGF 的治疗成本仍然较高，与 PRP 在保护视力防盲同样有效，以 3 688 英镑的额外成本产生 0.029 的质量调整生命年，在 20 000 英镑的支付意愿阈值下，净健康效益为 -0.214。也就是说，只有在特定的条件下，单用抗 VEGF 才有可能成为控制 PDR 的可负担的治疗方案。[95]

来自美国卫生经济学研究显示，抗 VEGF 药物对 DR 患者的经济效益取决于患者基线时是否存在中心累及的 DME。在无中心凹累及的 DME 的患者中，雷珠单抗的成本效益较低，而在有中心累及的 DME 的患者中其成本效益较高。[96]

因此，对于 DR 患者的长期管理，医师需要根据患者的个体情况，制定最佳治疗方案。

8. 单用抗 VEGF 药物无法逆转 DR 的自然病程

我国 DR 临床诊疗指南（2022 年）指出，玻璃体腔注射抗 VEGF 药物治疗需要长期随访，对患者的依从性有较高的要求，且治疗费用相对较高。[23]此外，虽然抗 VEGF 药物治疗可在一定程度上减轻出血点、微动脉瘤、渗出等病变，延缓无灌注区的进展，但无法逆转 DR 已有的无灌注区或者完全抑制 DR 扩大的自然病程。[97]

有研究发现，尚未出现 DME 或玻璃体积血的 PDR 眼房水的 VEGF 水平与视网膜血管无灌注区（NP）和新生血管区（NV）面积相关，且后两者之间存在正相关关系。视网膜血管无灌注区（NP）的面积是 VEGF

水平最重要的预测因素，而 VEGF 是推动 DR 进展的重要因素。

如果抗 VEGF 无法逆转已有的视网膜血管无灌注区（NP），那么这些区域持续释放 VEGF，必然会导致部分患者的 DR 恶化。单用抗 VEGF 药物治疗 DR，任重而道远。因此，我们还需要对抗 VEGF 治疗 DR 的真实世界的疗效进行长期的观察。

- 我们的临床观察提示，DME 为主要病症的患者可以首先选用抗 VEGF 药物规律治疗，当患者出现重度 NPDR 或更严重的 PDR 且对药物注射反应不佳时，需要维持注射治疗、更换药物。对于血糖控制不佳，规律随诊困难，经济条件不佳，可能失访的患者，如果达到重度 NPDR 或更严重的病变，需要在抗 VEGF 药物后完成全视网膜激光光凝或者靶向视网膜激光光凝治疗。[94，97]

十五、糖尿病黄斑水肿的综合治疗

糖尿病黄斑水肿（diabetic macular edema，DME）是由于糖尿病视网膜血管病变（DR）发展到一定程度，水液积聚在黄斑区视网膜神经上皮层层间，或是水液积聚在视网膜神经上皮层下，神经细胞功能破坏直至衰竭的病变。全球数据显示，在20～79岁的糖尿病患者中，DR和DME的总体患病率分别为35%和7.5%。[98]

DME可以发生在DR的任何阶段，但更常见于DR中晚期，包括重度非增殖期糖尿病视网膜病（重度NPDR）或增殖期视网膜病（PDR）。慢性、未经治疗的DME可导致视网膜下渗出、纤维化、色素上皮增生，导致患者视力下降，甚至失明。

1. DME 的病因

（1）**血管病变**：视网膜毛细血管扩张和闭塞，新生血管生长，视网膜缺血，组织内血管内皮生长因子（VEGF）浓度升高，视网膜血管屏障破坏，血管通透性增高，回流障碍，血液内的成分溢出到神经组织内。

（2）**组织炎症**：糖尿病患者的视网膜血管屏障破坏，循环血液内的免疫细胞向组织内浸润，引起炎症反应，加重黄斑水肿。在黄斑水肿眼中，白介素-6（IL-6）、白介素-8（IL-8）、血管内皮生长因子（VEGF）等蛋白质的浓度在房水中显著升高。[99]

2. 眼底照相与黄斑水肿分期

（1）基于荧光素眼底血管造影（FA）的 DME 分期：在光学相干断层扫描（OCT）技术普及之前，临床上对 DME 的分期主要基于眼底镜检查和荧光素眼底血管造影（FA）的结果，可指导黄斑区局灶或格栅样激光。

临床显著性黄斑水肿（clinically significant macular edema, CSME）是 DR 重要的并发症，需要黄斑区激光治疗，其定义如下。

① 黄斑中心凹内有水肿：在黄斑中心凹区域存在视网膜增厚，可能伴有或不伴有视网膜硬性渗出物。

② 黄斑中心凹外的水肿：虽然水肿位于中心凹外，但视网膜增厚延伸至距离中心凹 500 μm 以内。

③ 视网膜渗漏：有硬性渗出物存在，渗出物距离黄斑中心 500 μm 以内，同时伴有邻近的视网膜增厚。

满足上述任意一项即被定义为 CSME。这种状态的存在表明患者需要及时进行干预，以防止视力进一步恶化。

眼底血管荧光造影可以显影视网膜血管的渗漏点和无灌注区，可指导视网膜激光治疗，助于控制 DR 以及 DME；如果黄斑中心凹无血管区扩大（FAZ），或视网膜血管无灌注区接近黄斑区，提示黄斑缺血，预后不良。

（2）OCT 与 DME 分期：国际眼科学会 2017 年糖尿病眼护理指南总结并提供了 DR 筛查、DR 转诊和随访计划以及威胁视力的 DR 的管理，包括 DME，根据 OCT 特征将 DME 黄斑水肿分为两类，并指导抗 VEGF 治疗[80]：

① 未累及黄斑中心凹的 NCI-DME：黄斑视网膜增厚，但未累及中心凹直径 1 mm 范围内；可以观察直至进展为中心凹受累，或者如果 DME 威胁到中央凹。

② 累及黄斑中心凹的 CI-DME：黄斑视网膜增厚，累及中心凹直径

1 mm 范围内。当 CI-DME 使黄斑中心凹厚度超过 250 μm，是病变活动且需要干预的标志之一。但不应对距离黄斑中心小于 300~500 μm 的病变进行激光治疗。

（3）其他 DME 分期：Otani 等人[100] 依据 DME 在 OCT 上的表现，又细分为如下类型，指导 DME 的治疗和预后判断。

① 非牵引性 DME：可按照形态分为海绵状，囊样水肿，浆液性视网膜脱离。

② 牵引性 DME：玻璃体牵引或者合并视网膜前膜的 DME，必要时需要手术干预。

③ 椭圆体带和外界膜（ELM）与视力预后：有些患者的视力与视网膜厚度没有必然关系。治疗开始时的椭圆体带和外界膜（ELM）的存在或缺失与最终的视觉功能好坏密切相关。

约有 15% DME 病例出现严重的囊样水肿，可合并浆液性视网膜脱离，OCT 图像提示黄斑中心凹脱离。病变如发展至更广泛的视网膜脱离和有视网膜外核层的囊肿，破坏椭圆体带和 ELM，对视网膜功能影响最大。

（4）高反射性视网膜斑点提示炎症：DME 患者的 OCT 图像可以有高反射性视网膜斑点（HRS），此图像特征与 DR 的免疫细胞浸润和炎症反应有关。HRS 通常表现为高反射点或聚焦点，分布于视网膜各层，但主要集中在囊样水肿的周围。这些高反射点可能是小胶质细胞激活，也可能是硬性渗出的前体脂蛋白外渗，或是光感受器或巨噬细胞吞噬它们后的退化产物。在疾病早期，HRS 位于与小胶质细胞相同的视网膜内层。随着疾病进展，HRS 和小胶质细胞逐渐移向视网膜外层。HRS 的出现可能也与 DME 的预后不良相关。

3. 治疗原则[101]

（1）内科治疗：DR 患者接受降低血糖、血压和血脂的综合治疗，有助于在更短时间内控制 DME。合并严重肾功能不全的患者接受血液透析后，DME 将显著减轻。

（2）眼科治疗

① 一线治疗：抗 VEGF 药物。自 2018 年开始，连续抗 VEGF 眼内注射治疗成为发达国家治疗 DME 的一线治疗方案。

a. 如果患者 DME 累及中心凹但有良好的视力（优于 20/30 或 0.7），有 3 种可选治疗方案如下。

i. 仅针对恶化的 DME 进行抗 VEGF 治疗并仔细随访；

ii. 常规玻璃体内抗 VEGF 注射；

iii. 如有必要，使用抗 VEGF 时也进行局灶性或格栅样激光光凝术。

b. 当患者表现出累及中心凹的 DME 和相关视力丧失（20/30 或 0.7 以下）时，推荐的方案包括开始每月负荷剂量注射，然后根据视力稳定性和 OCT 结果中断和重新开始治疗。[80] 患者应几乎每月使用 OCT 进行监测，以考虑是否需要治疗。

c. 通常，注射次数为第一年 6~8 次，第二年 2 或 3 次，第三年 1~2 次，第四年和第五年 0~1 次。

顽固性的 DME 若合并黄斑前膜或玻璃体牵引，说明存在玻璃体视网膜界面的异常，可行玻璃体切割手术治疗。

② 二线治疗

a. 局部/格栅样激光光凝治疗：经典的早期治疗糖尿病视网膜病变研究（early treatment diabetic retinopathy study, ETDRS）是一项 20 世纪由美国国家眼科研究所（national eye institute, NEI）主导，具有里程碑意义的临床试验，旨在评估 DR 和 DME 患者的治疗效果。

i. 适应证：在抗 VEGF 治疗问世以前，局灶或格栅样激光光凝曾经为治疗临床有意义的黄斑水肿（CSME）的标准方法。目前应用于一些顽固性 DME 的病例。

ii. 不良反应：包括旁中心暗点、视网膜下纤维化、继发性脉络膜新生血管。

iii. 技术：当前使用 50 μm 的较低强度激光，尽量用黄色激光。

b. 微脉冲激光

i. 优点：无视网膜色素上皮增生的瘢痕，无继发脉络膜新生血管，患者术后无旁中心暗点。

ii. 缺点：无可见的治疗终点，治疗标准不统一，黄斑水肿的减轻过程较慢，需要更多治疗次数。

这些治疗方案的选择取决于患者的具体病情和 DME 的严重程度。

c. 玻璃体内注射皮质类固醇

i. 曲安奈德：2001 年起用于治疗 DME，但长期效果不如激光治疗，且易引发白内障和眼内压升高。

ii. 地塞米松玻璃体内植入剂（Ozurdex）：有效缓解 DME，1/5 的患者视力改善 ≥ 15 字母，但大多数患者需在 3 年内接受白内障手术，且超过 40% 需用降眼压药。

iii. 氟轻松植入物（Iluvien）：3 年持续作用，改善视力的效果优于安慰剂，但患者后期可能需要白内障手术，且少数患者可能出现青光眼。

4. 抗 VEGF 后顽固 DME

尽管抗 VEGF 注射对提高 DME 患者的视力和减轻视网膜增厚都有积极影响，但 DME 可以在一些眼睛中持续存在。研究者对糖尿病视网膜病变临床研究网络（DRCR.net）协议Ⅰ（Protocol I）的数据进行分析发现，大约 40% 接受每月雷珠单抗治疗的眼睛在 24 周内持续存在 DME，约 55.8% 和 40.1% 的治疗眼分别在患病 2 年和 3 年时持续存在 DME。在 DME 持续 3 年的眼睛中，最终视力结果较持续 2 年 DME 的患者更差，但优于治疗前的基线视力。究其原因，可能与部分 DR 患者视网膜血管慢性的退行改变、DR 的慢性炎症状态，息息相关。

对于顽固的 DME，需要多种方法联合治疗，积极调整患者的内科状态，会有更好的效果。[102]

典 型 病 例

病例1 男，45岁，2型糖尿病，肾功能不全，高血压病。因双眼视力下降3月来诊。右眼视力0.15，左眼视力0.3（图15-1至图15-7）。

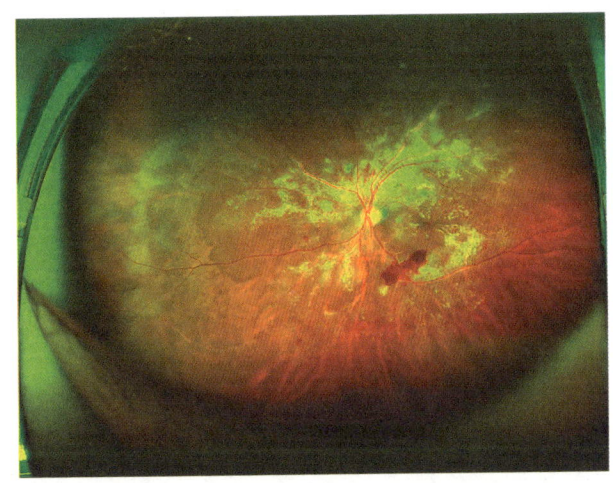

图 15-1 超广角眼底照相：左眼PDR，玻璃体积血，DME，后极部视网膜血管弓周围渗出，棉絮斑，提示毛细血管网破坏以及神经组织缺血

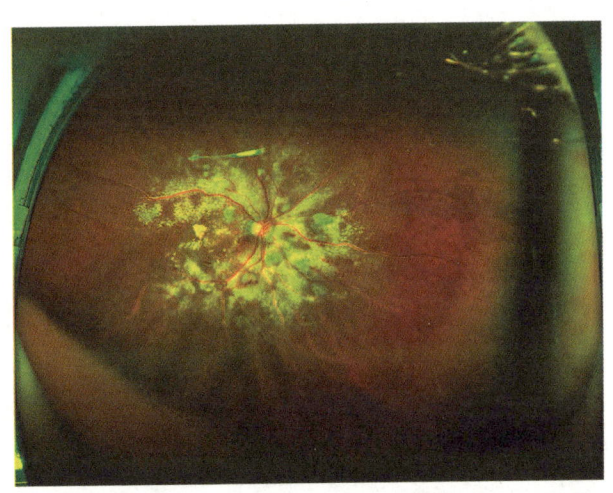

图 15-2 超广角眼底照相示，右眼NPDR（重度），视网膜静脉迂曲，动脉极细；黄斑水肿，图见后极部视网膜血管弓周围渗出，棉絮斑，提示毛细血管网破坏以及神经组织缺血。视力下降至0.15

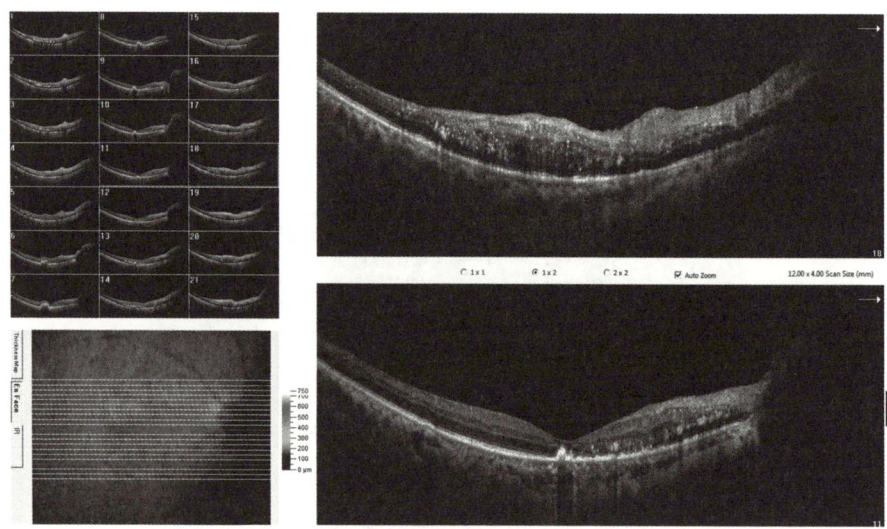

图 15-3　OCT：右眼 DME，视网膜层间高反射点，以及外层结构破坏

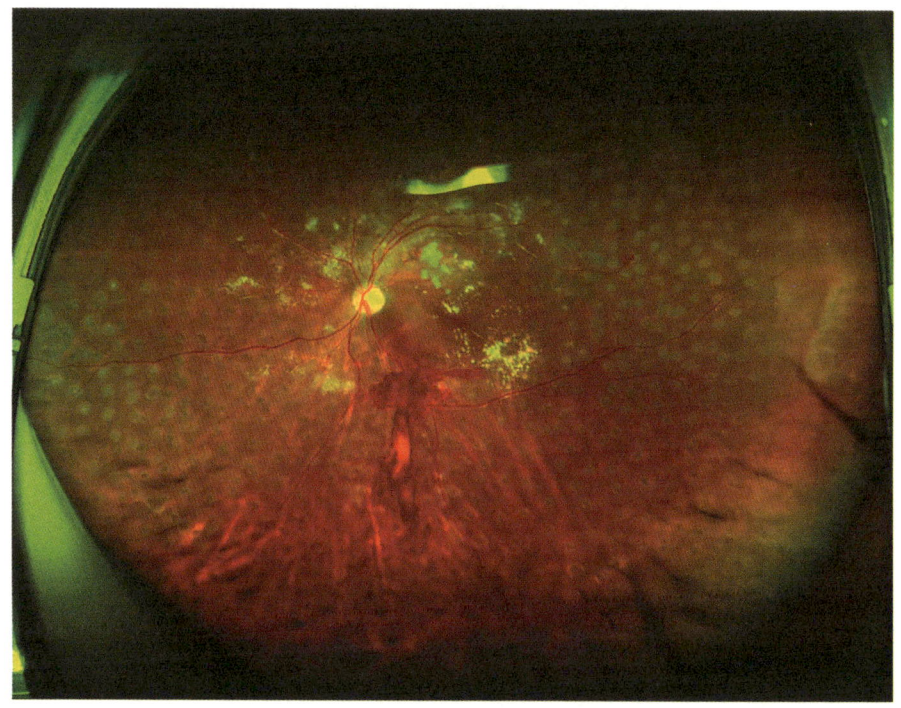

图 15-4　超广角眼底照相示：左眼经过抗 VEGF 药物联合全视网膜激光光凝治疗（5 次）后 4 个月，玻璃体积血吸收，DME 以及渗出减少

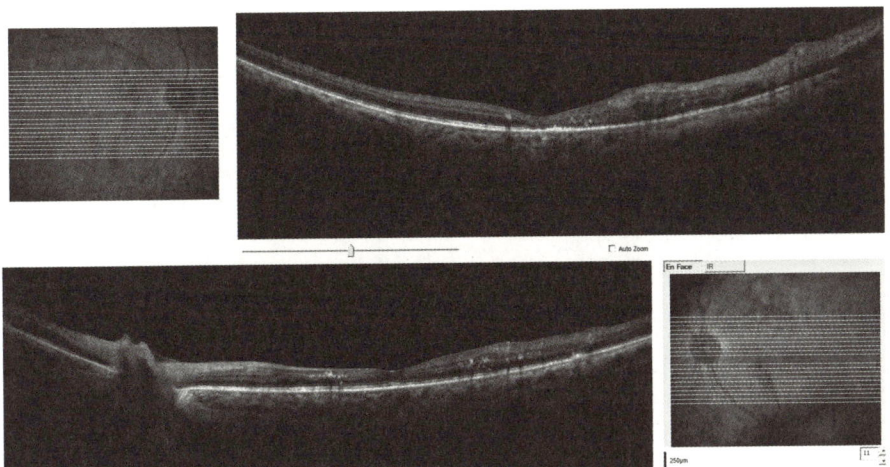

图 15-5　OCT（上为右眼，下为左眼）：双眼经过抗 VEGF 药物联合全视网膜激光光凝治疗后 4 个月，黄斑水肿显著改善

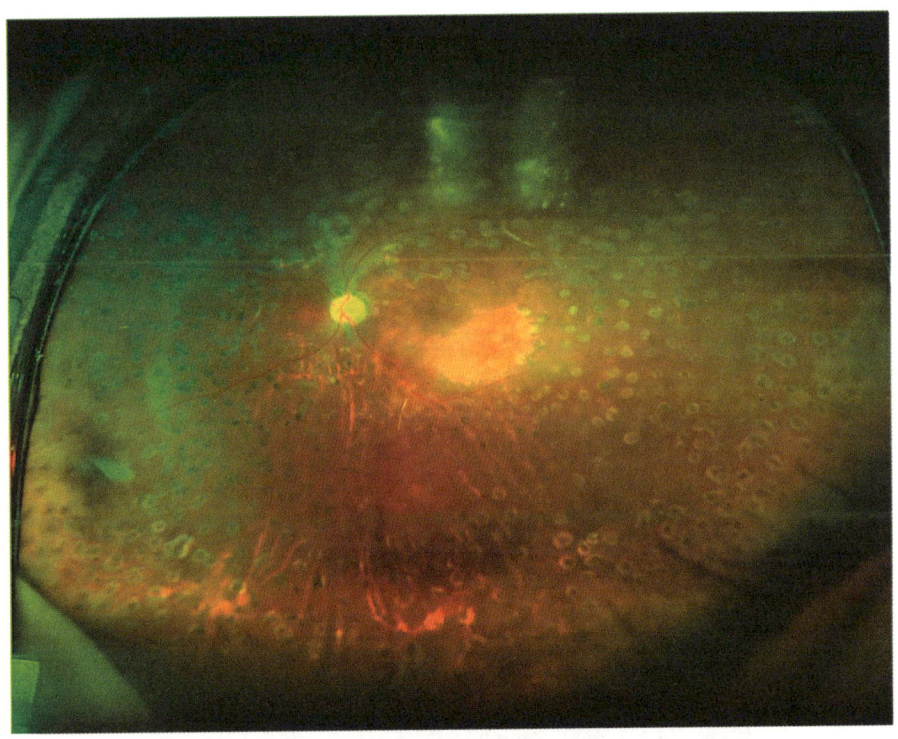

图 15-6　超广角眼底照相示：左眼（经过抗 VEGF 药物 3 次，联合全视网膜激光光凝治疗后 30 个月）玻璃体积血吸收，DME 吸收。视力恢复至 0.7

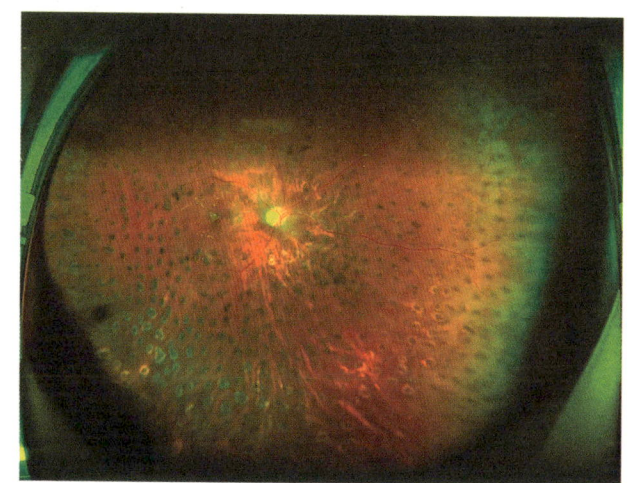

图 15-7 超广角眼底照相：右眼（经过抗 VEGF 药物 3 次，联合全视网膜激光光凝治疗后 30 个月），DME 吸收。患者视力恢复至 0.3

典 型 病 例

病例 2 男，60 岁，2 型糖尿病，高血压病。因右眼 PDR、DME，玻璃体积血，右眼行玻璃体切割术＋联合全视网膜激光光凝术，术后出现顽固性 DME（图 15-8 至 15-19）。

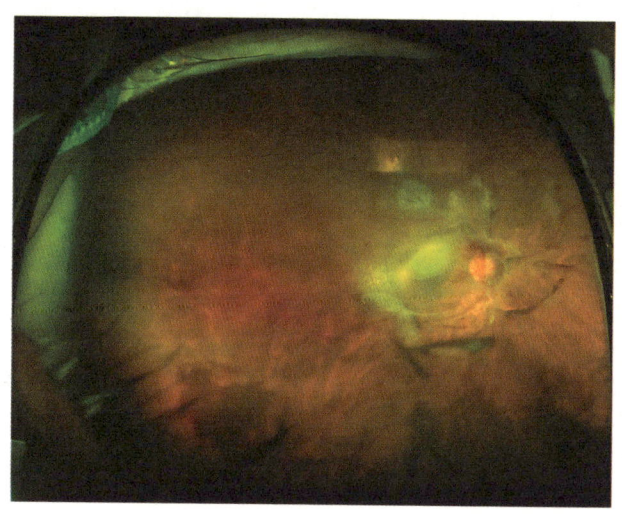

图 15-8 超广角眼底照相示术前，右眼 PDR，玻璃体积血，患者视力 0.15

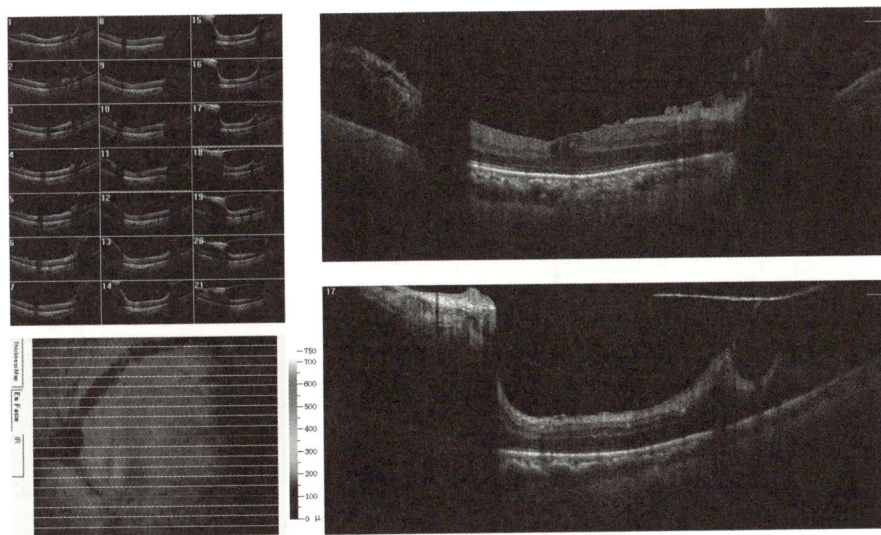

图 15-9 OCT：右眼黄斑中心凹以及颞侧囊样水肿术前，视盘区域暗区（玻璃体积血）遮挡

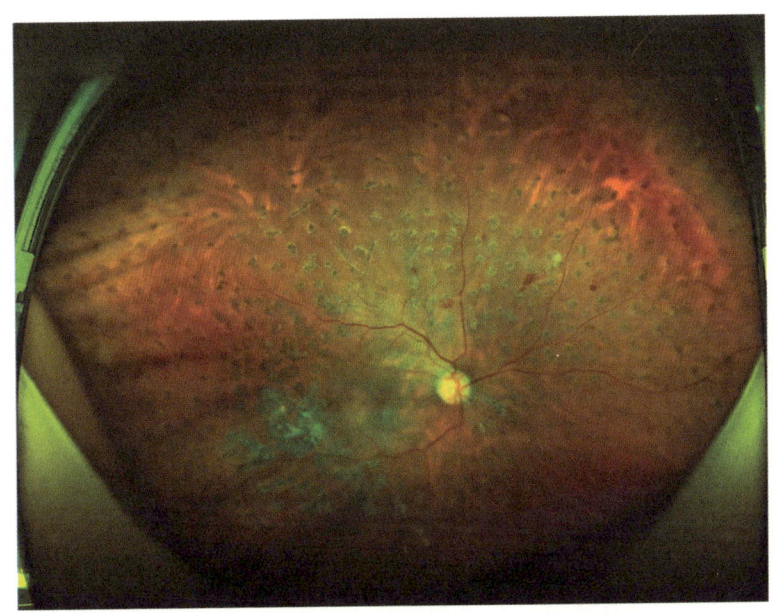

（术后6个月）：右眼视网膜激光斑可见，未激光处见视网膜内出血少量。患者诉视力较术后1个月时明显下降

图 15-10 超广角眼底照相

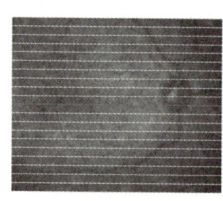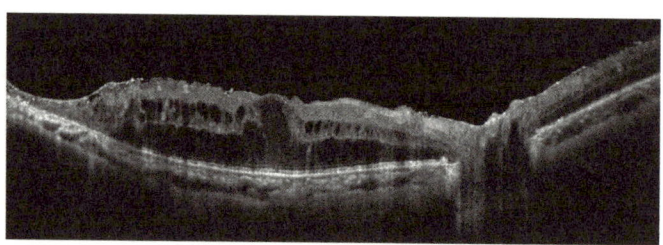

图 15-11 OCT（术后 6 个月）：右眼黄斑区囊样水肿。遂给予抗 VEGF 药物治疗 3 次

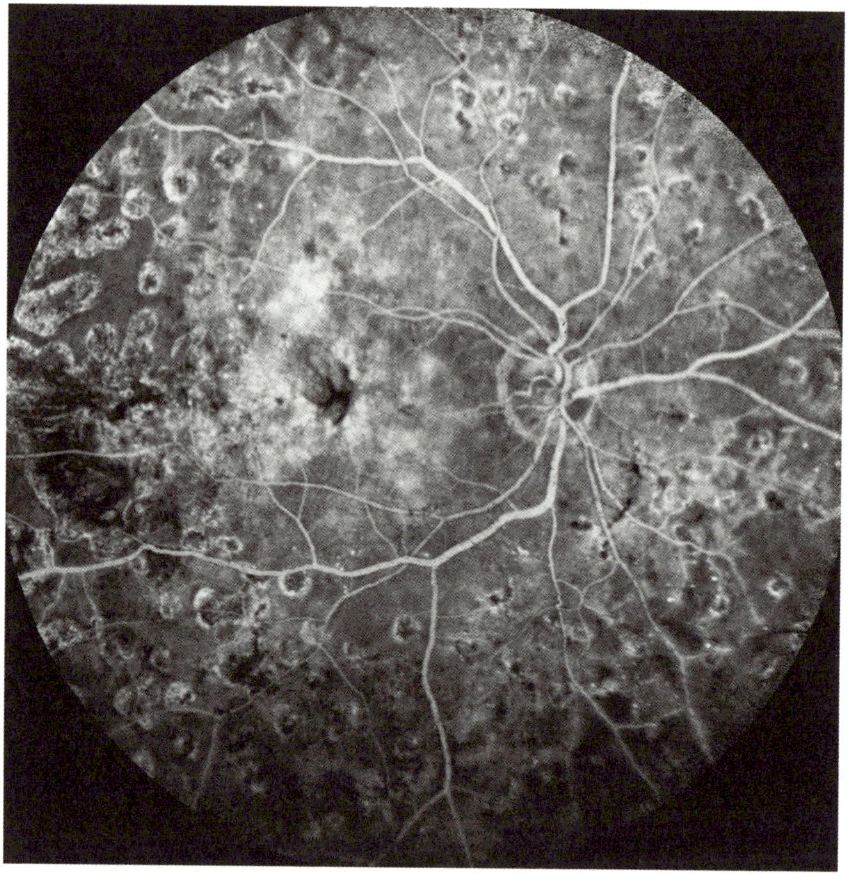

图 15-12 右眼眼底血管荧光造影图像（术后 11 个月）：静脉晚期黄斑区荧光弥漫渗漏，DME。遂追加抗 VEGF 治疗 1 次。血管弓内渗漏点补充激光光凝

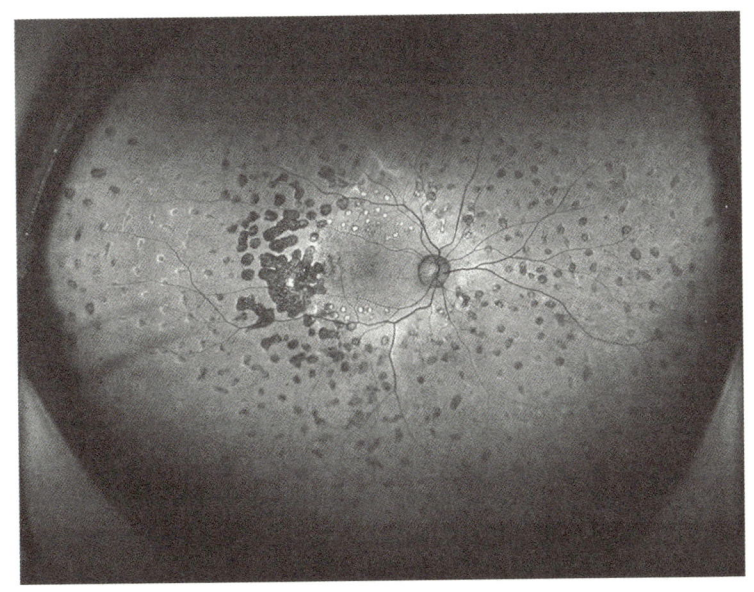

图 15-13 超广角眼底照相自发荧光（术后1年1个月）：右眼视网膜新旧激光斑对应的自发荧光改变，白点为新的激光点，深色点为陈旧激光斑

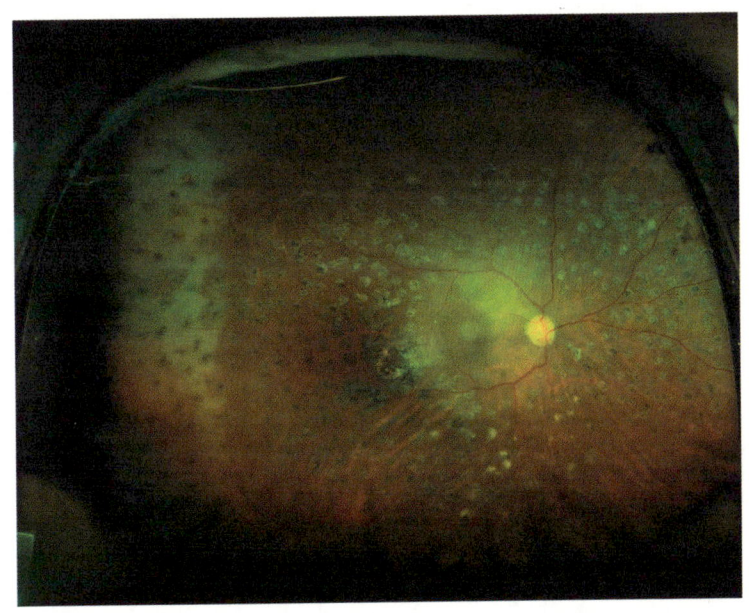

图 15-14 超广角眼底照相（术后1年2个月）：右眼视网膜内出血较前消退，激光斑可见

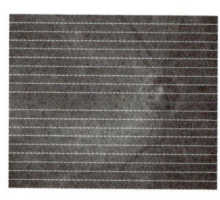 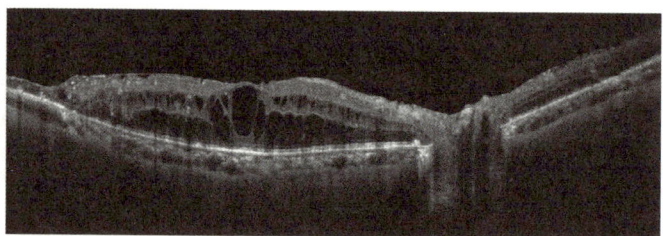

图 15-15　OCT（术后 1 年 2 个月）：右眼 DME 较前减轻不明显

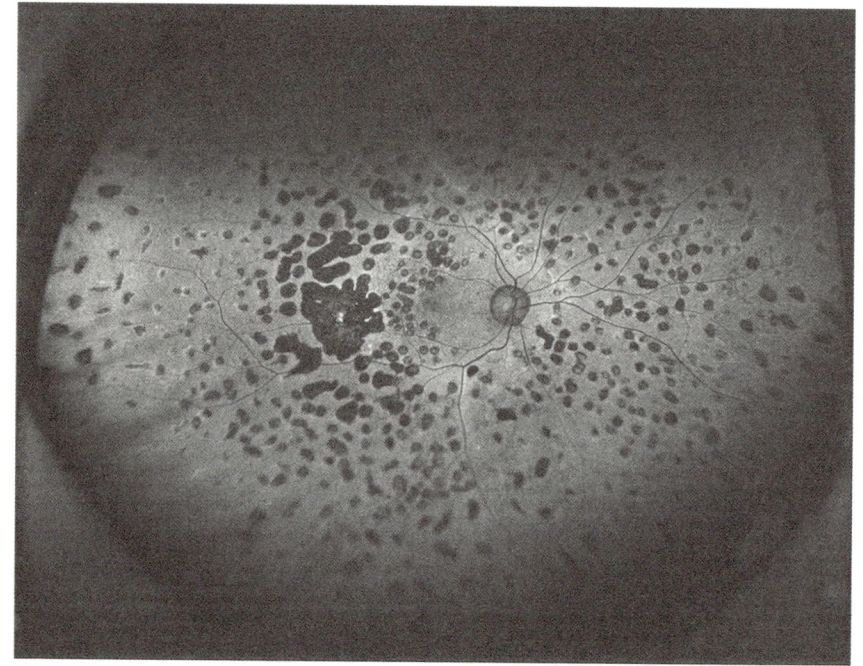

图 15-16　右眼超广角眼底自发荧光像（术后 2 年 3 个月，右眼行黄斑颞侧局灶视网膜激光后），右眼既往激光斑范围

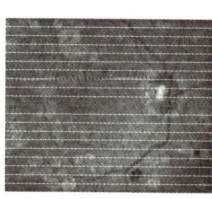 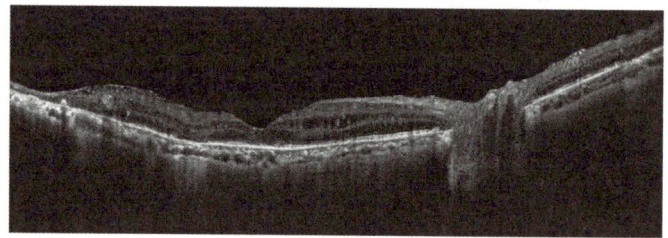

图 15-17　OCT（术后 2 年 3 个月）：右眼 DME 较前减轻

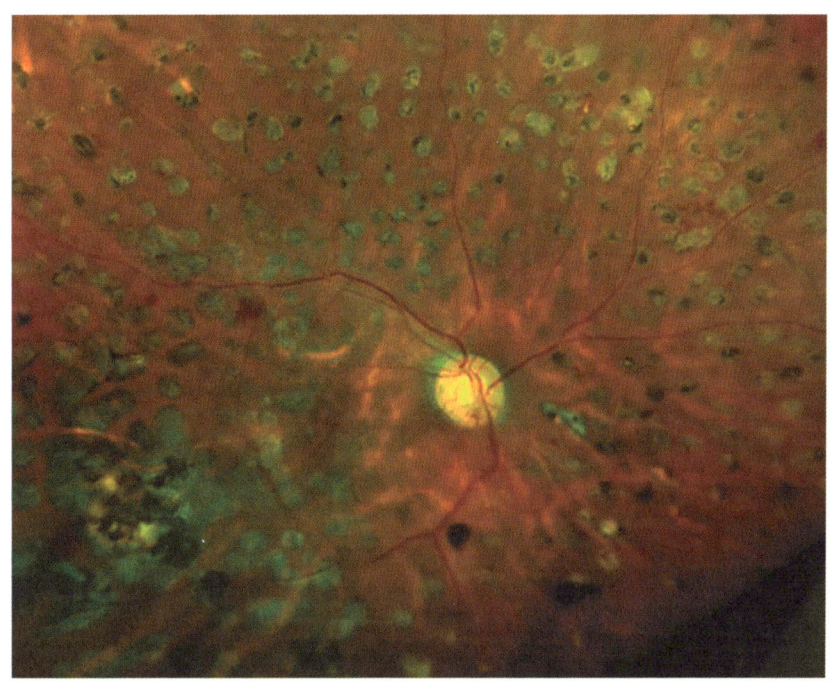

图 15-18 超广角眼底照相（术后 2 年 7 个月）：右眼视网膜血管活动性较前减轻，DME 消退

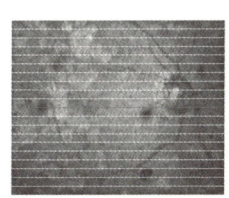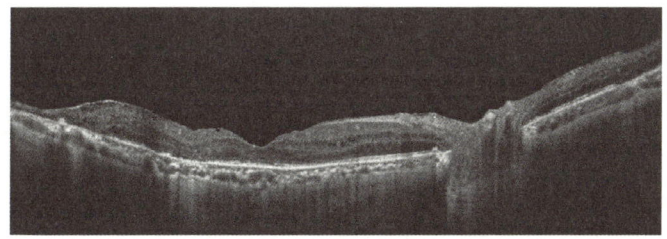

图 15-19 OCT（术后 2 年 7 个月）：右眼 DME 消退，黄斑中心凹外层视网膜结构逐渐恢复。视力恢复至 0.4

总结： DME 病因复杂，病程漫长，往往合并重度 NPDR 和 PDR。此类患者，如果不能维持频繁的眼内抗 VEGF 治疗，可选择抗 VEGF 治疗联合全视网膜激光光凝治疗，减少视网膜缺血区释放 VEGF 来控制病变。此外，内科综合治疗与 DME 的预后密切相关。

十六、局部糖皮质激素治疗糖尿病视网膜病变

局部糖皮质激素治疗，是一种用于糖尿病视网膜病变（DR）的疗法，特别是在糖尿病黄斑水肿（DME）中应用较为广泛。在抗血管内皮生长因子药物治疗未应用于眼科以前，DME的治疗除了局灶/格栅样激光光凝以外，也可以通过眼内注射糖皮质激素来治疗。激素具有抗炎和抗新生血管生成的作用，可以减少视网膜的炎症反应和血管通透性，减低DME。为方便治疗，近年来陆续上市了专为消除黄斑水肿的眼内植入激素类药物，是对抗VEGF药物的补充，通过延长给药周期，可减轻部分顽固DME的治疗负担。

1. 糖皮质激素的作用机制

局部糖皮质激素主要通过以下几种机制作用于DR和DME。

（1）抗炎作用：糖尿病引发的慢性炎症反应是导致DME的关键因素。糖皮质激素能够抑制炎症细胞的活性，减少细胞因子的释放，从而减轻视网膜的炎症反应。

（2）降低血管通透性：糖皮质激素能够稳定血管内皮细胞，减少血管的异常通透性，从而减少液体渗漏和DME的发生。

（3）抑制血管生成：糖皮质激素还可以抑制血管内皮生长因子（VEGF）的表达，减少新生血管的形成，这对于预防或治疗增殖性糖尿病视网膜病

变（PDR）也具有潜在作用。

2. 主要药物

（1）曲安奈德（triamcinolone acetonide，TA）：这是一种常用的长效糖皮质激素，通常以玻璃体腔内注射的形式用于治疗 DME。优点在于其较长的作用时间，可以有效减少 DME 并改善视力。但其副作用包括眼内压升高、白内障形成等。该药还常用于 PDR 术中和术后注射，染色玻璃体皮质，以及减轻术后炎症反应。

（2）地塞米松植入物（dexamethasone implant）：这种药物植入物（如 Ozurdex）可以通过缓慢释放地塞米松 3—6 个月，来提供持续的治疗效果。它可以显著减轻黄斑水肿和 DR，但同样有眼内压升高和白内障的风险。[103]

（3）氟轻松植入体（fluocinolone acetonide implant）：这种长期植入物可以持续释放糖皮质激素达 3 年，适用于反复发作的 DME 患者。在 DME 受试者中，该药可减缓 PDR 的发展并减缓 DR 的进展。[104] 该治疗方案有效性较好，但也伴随有高眼压和白内障等并发症。

3. 临床应用与研究

局部糖皮质激素治疗通常用于对抗 VEGF 药物治疗反应欠佳的 DME 患者，或是在某些特殊情况下，如无法耐受或禁忌抗 VEGF 治疗时使用。尽管糖皮质激素在减少 DME 和改善视力方面显示出积极的效果，但其长期应用的安全性以及效果仍需要谨慎评估，特别是对于眼内压升高导致的激素性青光眼和药物性白内障的风险管理。

总结： 目前，糖皮质激素仍然是治疗 DR 和 DME 重要的辅助方法。

十七、开发治疗糖尿病视网膜病变的新药物

该小节列举目前世界范围内正在研发的治疗糖尿病视网膜病变（DR）以及黄斑水肿（DME）的抗血管内皮生长因子（VEGF）和基因治疗药物。[105]

1. 新型的抗 VEGF 药物

（1）KSI-301

① 机制：KSI-301 是一种抗 VEGF-A 的抗体生物制剂，为一种长效药物。

② 临床研究：多个Ⅲ期临床试验正在研究该药物治疗 DR 和 DME 的效果。

（2）OPT-302

① 机制：OPT-302 是一种靶向 VEGF-C 和 VEGF-D 的抗体，可联合抗 VEGF-A 疗法，进一步抑制血管生成。

② 临床研究：目前正在进行Ⅱb 期临床试验，研究该药物治疗 DME 的效果，特别是评估该药物在对抗 VEGF-A 疗法反应不足的患者是否有效。

（3）Abicipar Pegol

① 机制：Abicipar Pegol 是一种长效的抗 VEGF 分子，可以减少血

管渗漏和 DME。

② 临床研究：尽管 Abicipar Pegol 在某些研究中出现了炎症反应等不良事件，但它仍然是治疗 DR 和 DME 的潜在药物之一，后续研究可能会继续优化其安全性。

2. 血管生成素-Tie2 通路抑制剂

① 机制：血管生成素（Ang）生长因子由血管周细胞产生，以促进血管发育和成熟。Ang-1 和 Ang-2 及其血管内皮跨膜受体（Tie2）已被发现在 DR 的炎症调节、血管稳定性、血管通透性和血管生成中发挥重要作用。因此，血管生成素-Tie2 通路是新型 DR 疗法的潜在靶标。

② 临床研究：Faricimab（Vabysmo, Genentech）是一种新型抗 Ang-2/抗 VEGF 抗体，可玻璃体内注射治疗 DME，现已应用于临床。[106]

3. 整合素通路抑制剂[107]

① 机制：整合素是异二聚体跨膜糖蛋白受体，充当细胞黏附分子，将细胞黏附到细胞外基质中的蛋白并促进迁移。整合素在炎症、血管渗漏、血管生成、神经退行性和纤维化中也起关键作用。整合素与 DR 的病理改变有特定联系。因此，整合素可能成为 DME 和 DR 中潜在的治疗靶点。

② 临床研究：Risuteganib（Luminate, Allegro Ophthalmics）是一种玻璃体腔内给药的合成寡肽。目前一项Ⅱb 期的随机对照临床试验比较了该药与贝伐珠单抗治疗 DME 的效果，结果令人鼓舞：该药疗效持续时间长达 3 个月。其他正在研究的玻璃体腔内给药的整合素抑制剂包括 THR-687（Oxurion）、沃洛昔单抗（Ophthotech Corporation）和 AG-73305（Allgenesis Biotherapeutics）。还有一种外用（滴眼液）的抗整合素药物，最初命名为 SF0166（SciFluor），现在命名为 OTT166（Ocuterra Therapeutics），也正在研究中。[105]

4. 基因治疗

RGX-314 [108]

① 机制：RGX-314 是一种基因治疗药物，通过腺相关病毒（AAV）载体递送抗 VEGF 抗体片段，以持续表达抗 VEGF 蛋白，达到长期治疗效果。

② 临床研究：RGX-314 正在进行 Ⅰ/Ⅱ 期临床试验，评估其在 DR 和 DME 中的应用前景。基因治疗的长期效应可能会减少患者的治疗频率。

总结： 全球范围内正在开展临床试验，以探索和验证针对 DR 和 DME 的新兴的药物和治疗方法，有望为 DR 患者提供更有效、更持久的治疗选择。

十八、糖尿病视网膜病变的玻璃体腔注药术详解

糖尿病视网膜病变（DR）的治疗常需要玻璃体腔内（intravitreal injection）注入抗血管内皮生长因子（VEGF）药物，或激素类抗炎药物。本篇将详细介绍玻璃体腔注药术的原理、操作流程、术后护理及风险干预。

1. 玻璃体腔注药术的原理

玻璃体腔是眼球内部充满透明胶状物质的区域，位于晶状体和视网膜之间。玻璃体腔注药术通过将药物直接注射到玻璃体腔中，使药物能够迅速而有效地到达视网膜和其他眼内组织。这种方法可以实现高浓度的眼局部治疗，同时减少药物通过全身循环带来的副作用。

2. 操作流程

玻璃体腔注药术通常在手术室下进行。

（1）准备工作：完善体检，包括验血、心电图、血压。有严重高血糖、心电图异常、凝血功能异常、血压超过 180/100 mmhg 的患者，建议控制内科疾病后再进行玻璃体腔注药术。

（2）术前用药：术前点左氧氟沙星眼液或其他有效抗生素眼液，每天 3~4 次共用 3 天。特殊患者清洁泪道。

（3）签署告知书：充分了解治疗效果与风险。

（4）注射过程

① 患者眼内滴入表面麻醉眼液 3 次。

② 躺在治疗台上，接受眼部区域消毒。

③ 医生使用微细针头（30G）经巩膜面穿刺，将药物直接注射到玻璃体腔中，该过程会有胀痛感。

④ 注药后眼压升高时，可前房穿刺，放出适量房水，维持眼压至正常。

（5）术后处理：完成后，抗生素眼膏涂眼，包眼，患者术后使用抗生素眼药水，如左氧氟沙星眼液，每日 3 次至少 3 天，预防感染。

（6）术后护理

① 避免揉眼：注射部位可能会有轻微的不适感，患者应避免揉眼，以防止感染或加重刺激。

② 使用眼药水：患者需按照医嘱使用抗生素眼药水，以减少感染和炎症的风险。

③ 注意症状：如果出现剧烈疼痛、视力突然下降、眼睛红肿或大量分泌物等异常情况，应立即联系医生。

④ 定期复查：患者需要定期回到医院进行复查，以监测治疗效果。

3. 潜在风险

尽管玻璃体腔注药术是一个相对安全的手术，但它仍然存在一些潜在的风险。

（1）细菌感染：眼内炎症发病率为 3～9/10 000。感染是玻璃体腔注药术的严重并发症，可能导致视力永久性损害。感染病例常有血糖控制不佳、内科状况不良等易感因素，在接受玻璃体腔内药物注射后第 1～3 天，或注射后一周内出现症状，包括严重的视力下降、疼痛、充血。如果怀疑眼内细菌感染，患者须接受眼内液抽取进行细菌培养，眼内注射敏感抗生素，密切随访，必要时接受玻璃体切割手术以清除眼内感染灶。[109]

（2）**无菌性炎症**：在玻璃体腔注药术后通常于 48 小时内出现，偶尔在 20 天后出现。患眼症状较轻，主要表现为轻度视力下降、轻度眼痛和轻微的眼红，炎症反应局限。眼内液细菌培育阴性。多数情况下，无菌性炎症是自限性的，可以通过密切观察进行管理。如果炎症较为明显，可使用激素治疗以减轻症状，并预防性地使用抗生素以防止潜在感染风险。[110]

（3）**视网膜或晶状体损伤**：注射穿刺部位不恰当，可能导致视网膜或晶状体损伤，需要进一步干预。

（4）**眼内出血**：注射位置太靠前，穿刺损伤睫状体，会发生眼内出血，可自行吸收。如果眼内出血量大，将导致高眼压，需要及时处理。

（5）**眼内气泡进入**：在抽取药物时注射器内会有少量气泡产生，注入眼内后，患者会感觉到眼前有黑颜色的小球运动，不影响视力。少量气泡 2~3 天内会完全吸收。

总结：玻璃体腔注药术是一种高效且常见的眼科治疗方法，能够有效控制许多严重眼部疾病的进展。然而，患者在接受治疗时应了解相关的风险，并与医生紧密配合，以确保治疗的安全和效果。通过正确的术后护理和定期随访，大多数患者能够获得良好的治疗效果，从而保持或改善视力。

十九、增殖期糖尿病视网膜病的玻璃体手术

多数早期增殖期糖尿病视网膜病变（PDR）可以通过抗血管内皮生长因子（VEGF）药物或全视网膜激光光凝（PRP）进行治疗。但在一些眼中，玻璃体视网膜界面处生长的新生血管膜收缩而产生持续的牵引力，会导致例如玻璃体积血或牵引性视网膜脱离等并发症，需要玻璃体切割手术干预。

1. 手术指征

超过 4～6 周的玻璃体积血且吸收差，即将或者已经累及黄斑的视网膜前膜或视网膜脱离；虹膜新生血管，需要处理视网膜并发症等。

2. 手术效果

（1）玻璃体积血的早期手术效果：早在 1985 年，糖尿病视网膜病变玻璃体切割术研究小组（diabetic retinapathy vitrect study group research group, DRVS）对一部分持续 1 月以上的严重玻璃体积血而视力降低至 5/200（0.04）或以下的患者，进行早期玻璃体切割手术（PPV）。[111] 如果患者存在累及黄斑的牵引性视网膜脱离，则更早的手术。对另一部分患者，他们同样存在有严重玻璃体积血，而让他们在 1 年后才接受 PPV。在 2 年的观察随访中，早期玻璃体切割术组 24.5% 的眼

睛视力为 10/20（0.5）或更好，而推迟手术组视力超过 10/20（0.5）的比例为 15.2%（p=0.01）。早期手术带来的视力提高的益处在 4 年随访中持续存在。[111, 112]

（2）牵引性视网膜脱离的手术效果：2018 年时 Storey 等人研究了 PPV 术治疗 403 例 PDR 引起的牵引性视网膜脱离患者的视觉和解剖学结局，术后随访 6 年。最后一次随访时，患者的单次手术解剖成功率为 87.6%，最终解剖成功率为 92.6%，57.6% 的眼睛记录到至少两行视力改善。[113]

3. 视力恢复不佳的原因分析

糖尿病黄斑水肿（DME），黄斑缺血，视网膜破裂导致增殖病变，术后增生膜牵拉黄斑和视网膜，新生血管青光眼所致视神经萎缩。

4. 抗 VEGF 药物在术前的应用

（1）获益：为减少 PPV 治疗 PDR 后视力不良的结果，科学家着手研究如何优化手术条件和减少术中并发症。早在 2006 年，Chen 和 Park[114] 提出为一名 27 岁男性 PDR 患者使用贝伐单抗玻璃体腔内注射作为术前辅助治疗，注射后 1 周，患眼视网膜新生血管显著减少，PPV 术中出血少。研究还发现，围手术期使用贝伐单抗等药物可降低 PPV 后 4 周内再次视网膜出血的发生率，从而减少再次 PPV 的需求并改善视力结局。

（2）风险：尽管有这些积极的结果，也有学者报告，术前贝伐单抗等抗 VEGF 药物会导致牵引性视网膜脱离的发生或进展。2008 年 Arevalo 等人报道，PDR 眼接受贝伐单抗玻璃体腔内注射后，可能因纤维血管膜的急性收缩而发生牵引性视网膜脱离。PDR 接受抗 VEGF 治疗后进展为牵引性视网膜脱离的危险因素包括：超过 15 年的糖尿病，贝伐单抗注射剂量大，贝伐单抗给药后 13 天以上者。[113]

（3）**术前注药时机**：Ishikawa 等人指出，在贝伐单抗给药后 5 天内进行 PPV，可显著减少因血管膜纤维化和收缩所导致的并发症。[115] 进一步的研究表明，[116] 在接受玻璃体腔内注射抗 VEGF 药物后，PDR 患者玻璃体液中 VEGF、成纤维生长因子（bFGF）会发生变化，注射时间较长≥ 7 天的患者，bFGF 浓度最高，玻璃体视网膜界面的纤维化程度显著升高，bFGF 是玻璃体视网膜界面纤维化的独立危险因素。综上所述，在玻璃体腔内注射药物 5 天内进行 PPV，可降低药物所致的血管膜收缩风险，并防止牵引性视网膜脱离。

玻璃体视网膜手术兴起于 20 世纪末，在 21 世纪初得到巨大的发展。更高速的切割仪器，更精密的显微器械，更小口径的切口，使增殖期糖尿病视网膜病变（PDR）的手术更加微创有效。

说起手术，患者还是会有些顾虑，注意包括麻醉，疼痛，手术步骤，手术成功率，风险，会不会影响身体，术后恢复和护理。

5. 手术过程及麻醉

（1）**手术过程**：玻璃体切割术（PPV）通常经巩膜微切口进行。手术开始时，医生会经眼球巩膜做 3 个极小（小于 1 mm）的切口，然后通过这些切口插入显微器械，如切割头、光源和眼内液体灌注管。手术过程中，切除病变的玻璃体、清理血液和视网膜膜表面的增殖膜，并处理视网膜异常血管，裂孔或脱离问题。手术结束时，会根据视网膜的情况填充灌注液、气体或者硅油。手术时间根据病变程度不同，通常在 1～2 小时内完成。对于极严重的 PDR 患眼，手术时间可达到 3 小时。

（2）**麻醉**：多数成年人都能够在局部麻醉下进行，病患会保持清醒，但不会感到显著的疼痛。局部麻醉通过在眼球周围注射麻醉剂（利多卡因联合罗哌卡因等）来实现，让眼睛在手术过程中保持固定和麻木。如果患者对麻醉有特别的顾虑，也可以提前与医生讨论，并给予全身麻醉。

6. 手术成功率和风险

（1）**手术成功率**：随着手术技术的进步，特别是使用了高速切割仪器和精密的显微设备，PDR 的手术成功率显著提升。在多数情况下，手术可以有效控制视网膜病变，并防止视力进一步下降。具体的成功率因个体情况不同而异，应该加强医患沟通，让病患的期望值与手术能够达到的效果尽量一致。

（2）**风险**：尽管手术技术已经非常成熟，但任何手术都存在一些需要进一步处理的问题。常见的问题包括术后眼内炎症、再次出血、视网膜脱离未复位、黄斑水肿还需要继续治疗等。大多数情况下可以通过适当的术后护理和治疗得到控制。

7. 术后恢复与护理

（1）**术后恢复**：术后 2 周内，患者会感觉到眼部轻微疼痛，通常可以通过口服止痛药缓解。医生可能会建议患者在术后使用抗生素眼药水，类固醇（激素）眼药水，扩瞳眼药水，以防止感染，减少炎症，防治瞳孔术后粘连。对于术后眼压波动的患者，需要降眼压治疗。

（2）**术后体位**：如果手术结束时眼内填充气体或者硅油，患者需要俯卧 1～2 周，让视网膜受到气体和硅油的充分顶压。

（3）**护理与注意事项**：患者应遵循医生的指导，定期复诊以监测恢复情况，包括眼压、伤口愈合情况、视网膜复位状况、异常血管退化状况、视力恢复状况。患者还应注意避免剧烈运动、抬重物或弯腰等动作，以防止对眼部的压力。术后短期内需要避免直接用眼，避免阅读和长时间看电子屏幕。

增殖期糖尿病视网膜病（PDR）合并玻璃体积血，甚至牵引性视网膜脱离的玻璃体手术治疗较为复杂，根据玻璃体、视网膜新生血管膜、视网膜脱离的状况可以分为以下几个类别。

8. 类型1 玻璃体后脱离，或玻璃体仅与视盘或血管弓处的新生血管膜粘连

术中完成玻璃体后脱离并止血，根据患者的视网膜血管病变程度，完善全视网膜激光光凝。

典 型 病 例

病例1 老年女性，70岁，2型糖尿病15年，右眼PDR，玻璃体积血，视力为眼前数指（图19-1至图19-8）。

（1）术前

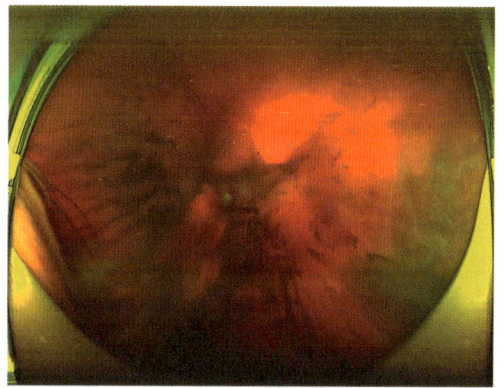

图19-1 超广角眼底照相：术前玻璃体腔内大量积血，可见视网膜区域平伏

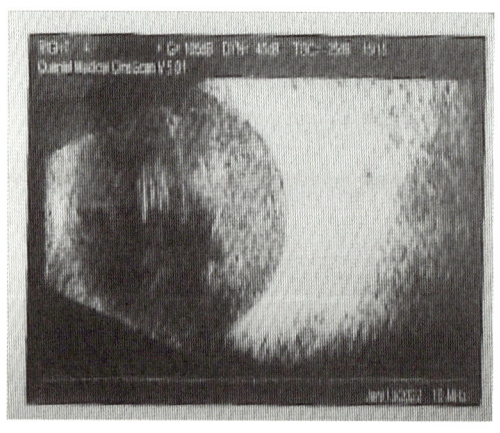

图19-2 B超：术前玻璃体高点块状高回声

（2）**手术方案**：抗血管内皮生长因子 VEGF 治疗后 5 天行 23GPPV＋视网膜前膜剥除＋全视网膜激光光凝。

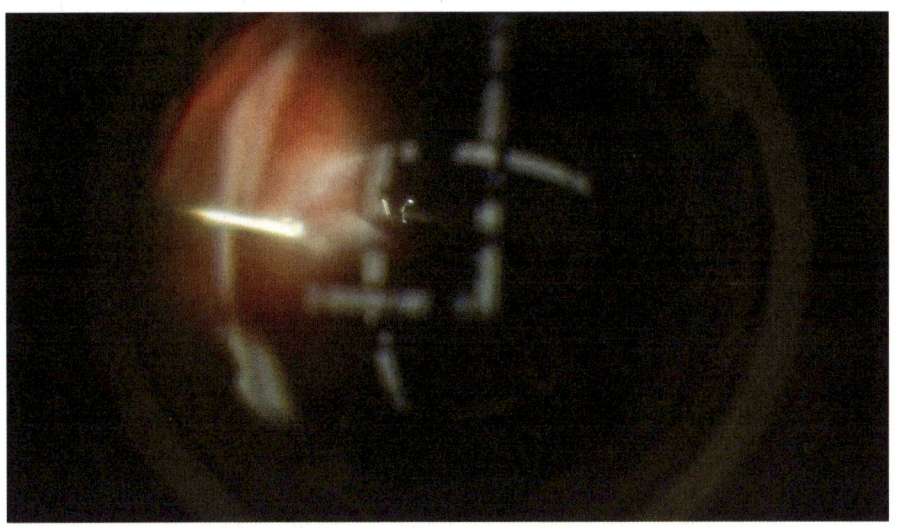

图 19-3 术中截图（非接触眼底广角倒像镜下图）：玻璃体切割头切除玻璃体，完成玻璃体后脱离，切除后极部以及周边玻璃体

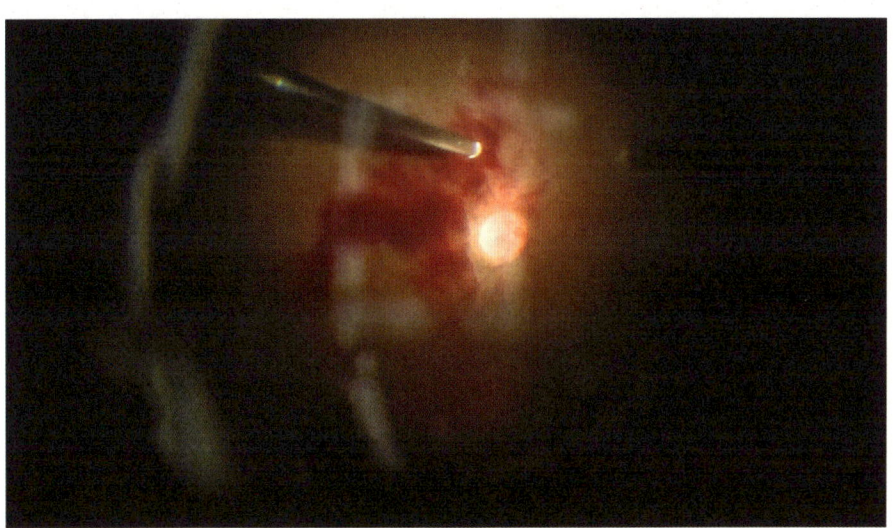

图 19-4 术中截图（非接触眼底广角倒像镜下图）：视网膜表面积血，视盘新生血管膜

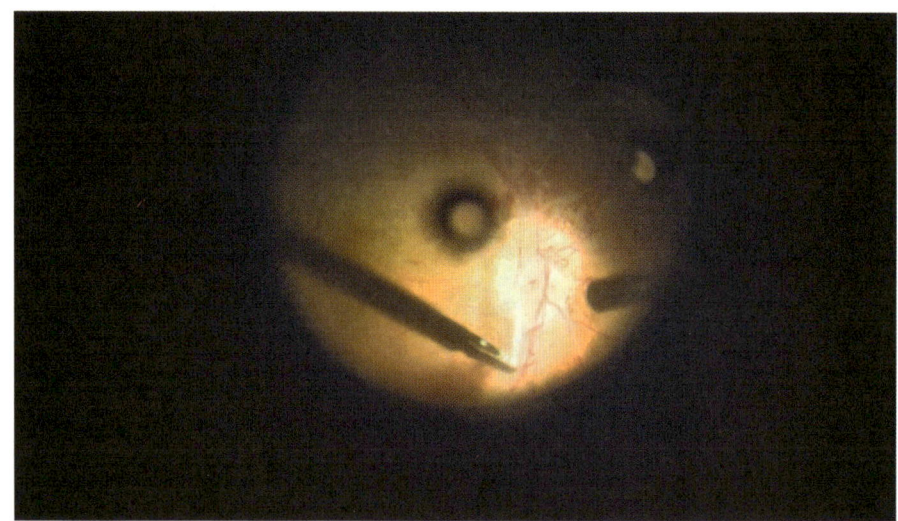

图 19-5 术中截图（非接触眼底广角倒像镜下图）：剥除视盘新生血管膜

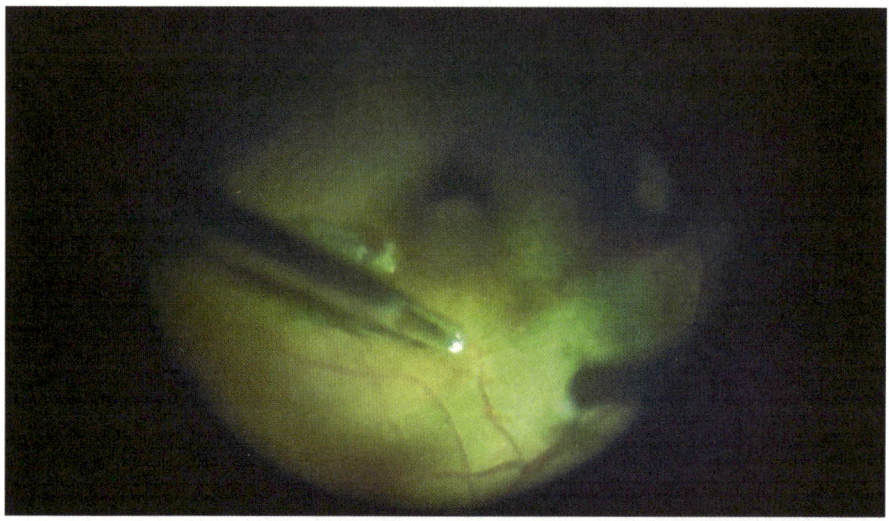

图 19-6 术中截图（非接触眼底广角倒像镜下图）：示剥除黄斑前膜

（3）术后

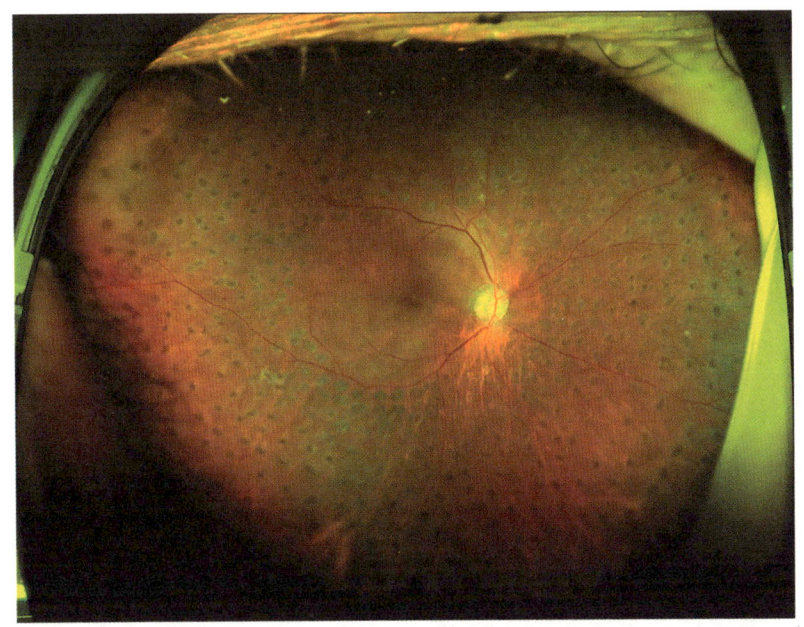

图 19-7　超广角眼底照相（术后 6 月）：视网膜平伏，血管走行正常，视力恢复至 0.6

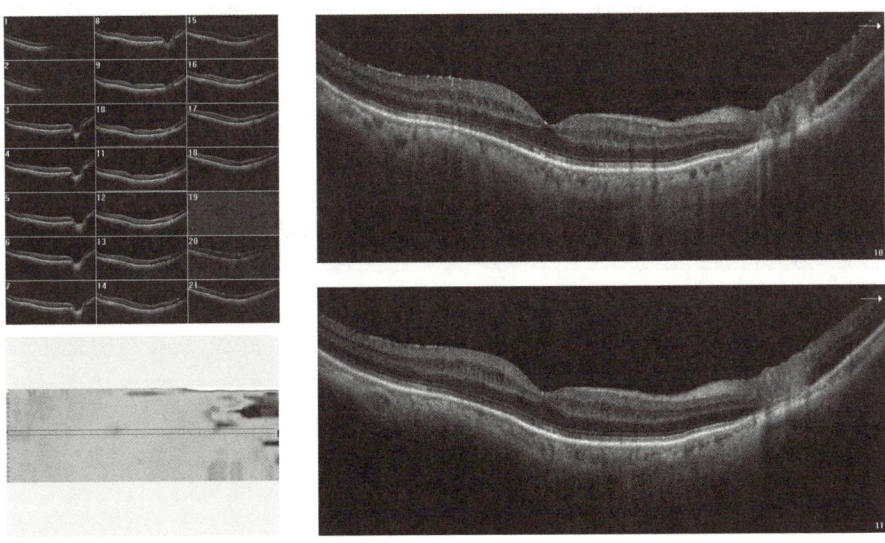

图 19-8　OCT 图像（术后 6 月）：视网膜平伏，黄斑各层结构清晰

9. 类型 2　玻璃体无后脱离，新生血管膜牵拉视网膜，形成局限的视网膜脱离

起初新生血管膜牵拉视网膜脱离，从视盘、血管弓，或从鼻侧或颞侧的中周部开始，并与玻璃体后皮质相连。因此，可以从非脱离区的视网膜表面做玻璃体后脱离，一般是从无脱离区或周边向后极部制作玻璃体后脱离，直到接近视网膜脱离区，再处理增殖膜。

病例 2　男，36 岁，2 型糖尿病，右眼 PDR，牵引性视网膜脱离，玻璃体积血（图 19-9 到图 19-12）。

手术方案： 抗 VEGF 药物眼内注射 5 天后行右眼 PPV+ 增殖膜切除 + 全视网膜激光光凝术。

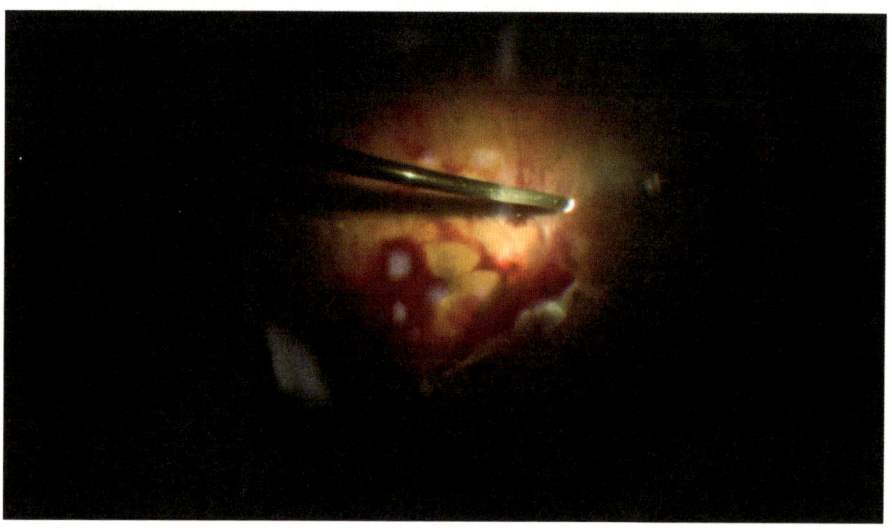

图 19-9　手术截图（非接触眼底广角倒像镜下图）：右眼视网膜表面血管纤维膜，玻璃体积血，先用玻璃体切割头清除右眼鼻侧视网膜表面积血以及混浊的玻璃体

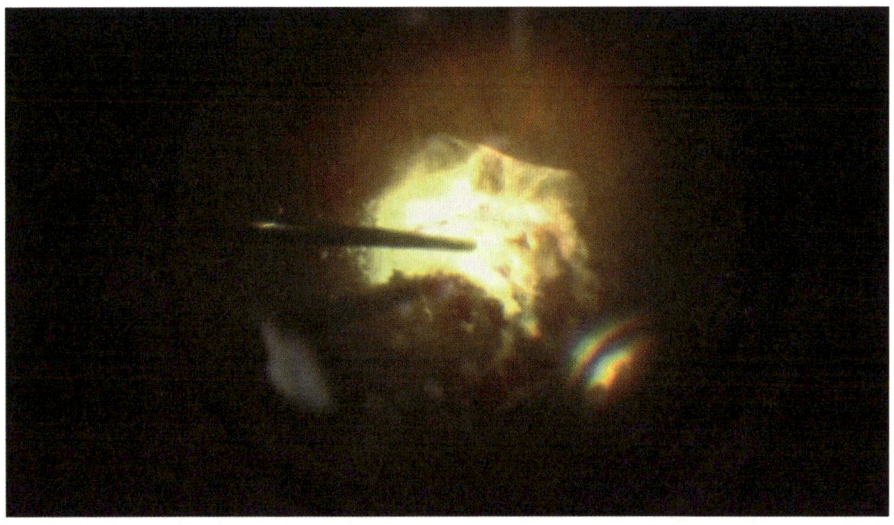

图19-10 手术截图（非接触眼底广角倒像镜下图）：曲安奈德（TA）染色后，见右眼视盘表面新生血管膜，牵引鼻侧视网膜脱离。做完全的玻璃体后脱离

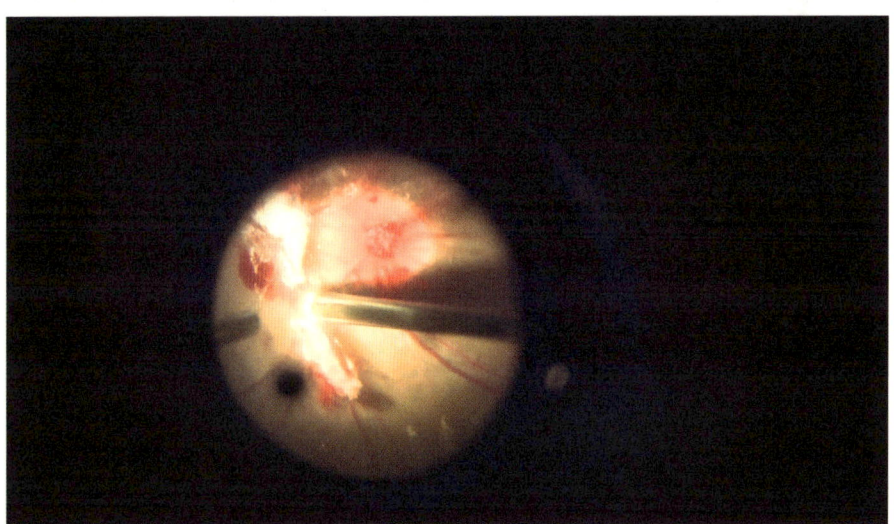

图19-11 手术截图（接触镜下直视图）：右眼视盘表面新生血管膜，分离并切除该膜

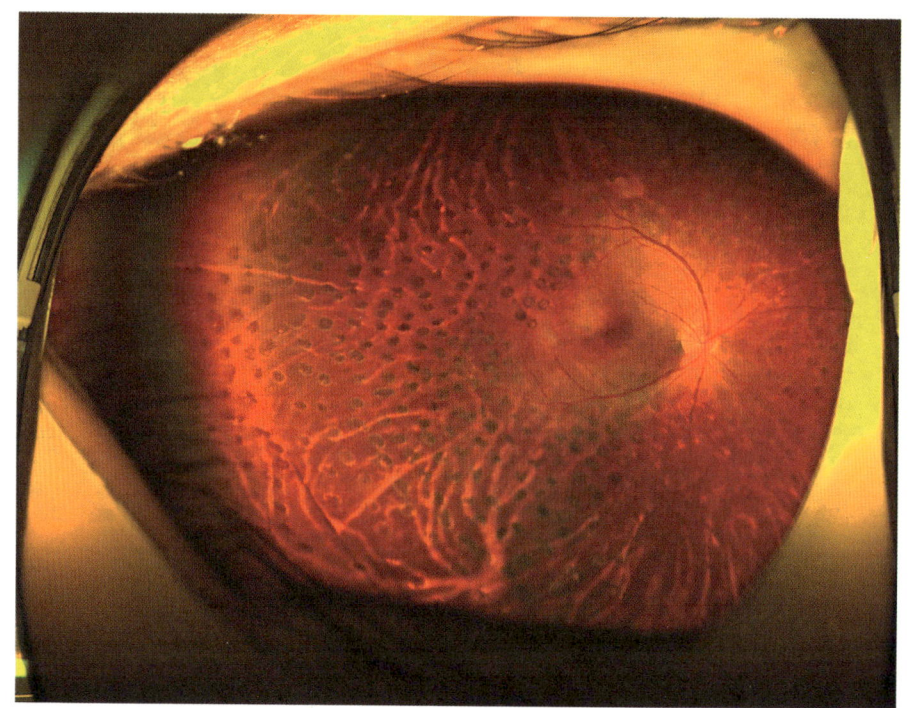

图 19-12 超广角眼底照相（术后 1 年半）：右眼视网膜平伏，血管病变消退。矫正视力为 0.8

10. 类型 3 玻璃体无后脱离，新生血管膜牵拉视网膜形成大范围或者全视网膜脱离

新生血管膜逐渐累及视网膜的大血管弓，在视盘、黄斑颞侧，甚至视盘鼻侧，与血管弓粘连紧密，导致环状视网膜脱离。随着新生血管增殖膜收缩，环状视网膜脱离将最终发展为后极部漏斗状视网膜脱离。识别并分离玻璃体后皮质，清除新生血管膜，甚至视网膜下增殖膜，减少手术中对主干血管的破坏，是手术成功的核心。

常用到从周边向后极部剥膜，再从后极部向周边剥膜相结合的方法。可借助 25G 高速玻切头，或结合双手剥膜技术，提高手术清除新生血管膜的效率和安全性，减少医源裂孔。

病例3　男，32岁，2型糖尿病，右眼PDR，牵引性视网膜脱离，玻璃体积血，视力眼前数指（图19-13至图19-24）。

（1）术前

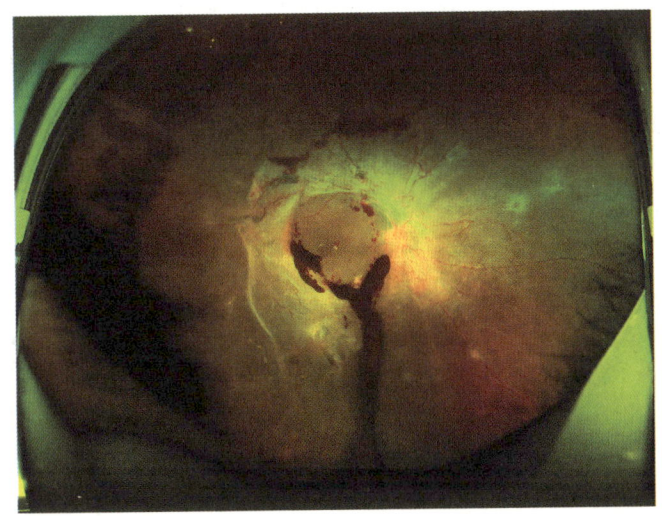

图19-13　超广角眼底照相示：右眼PDR（玻璃体积血，牵引性视网膜脱离），视力眼前指数

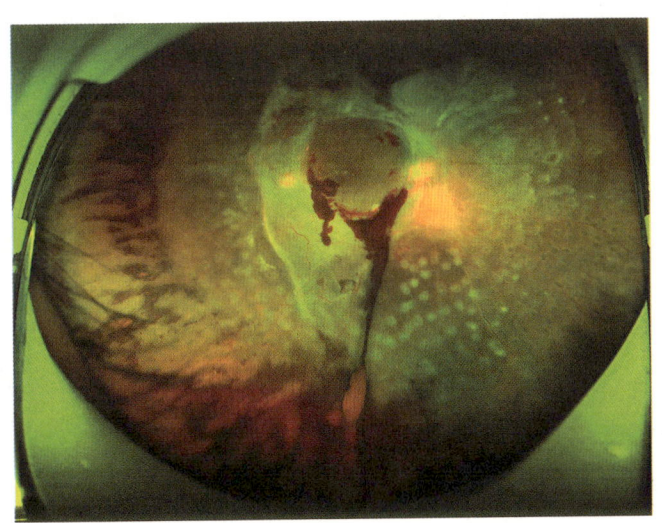

图19-14　超广角眼底照相：右眼全视网膜激光光凝后

（2）**手术方案**：患者在抗VEGF药物治疗后3天，行右眼PPV（25G）+联合前膜切除+全视网膜激光光凝术+硅油注入术。

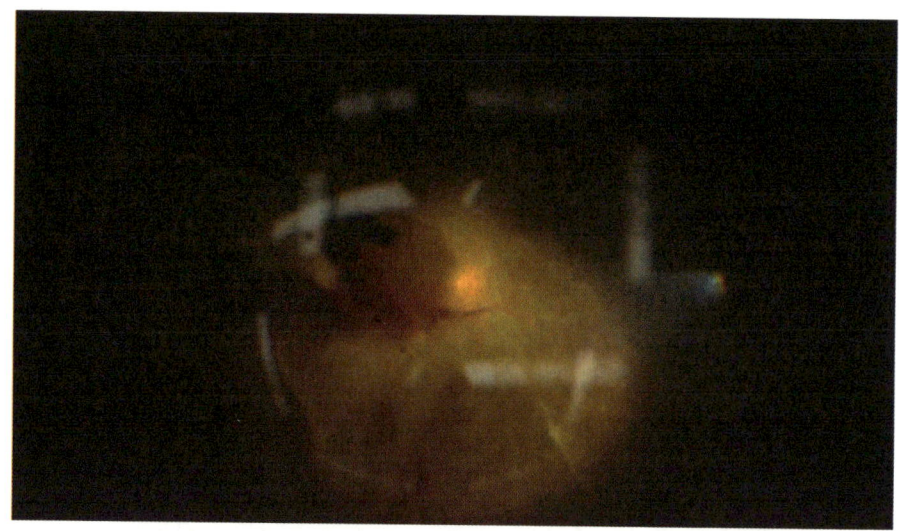

图19-15　手术截图（非接触眼底广角倒像镜下图）：右眼后极部视网膜前新生血管增殖膜，机化，牵引视网膜以及视盘。视网膜表面玻璃体积血，无玻璃体后脱离

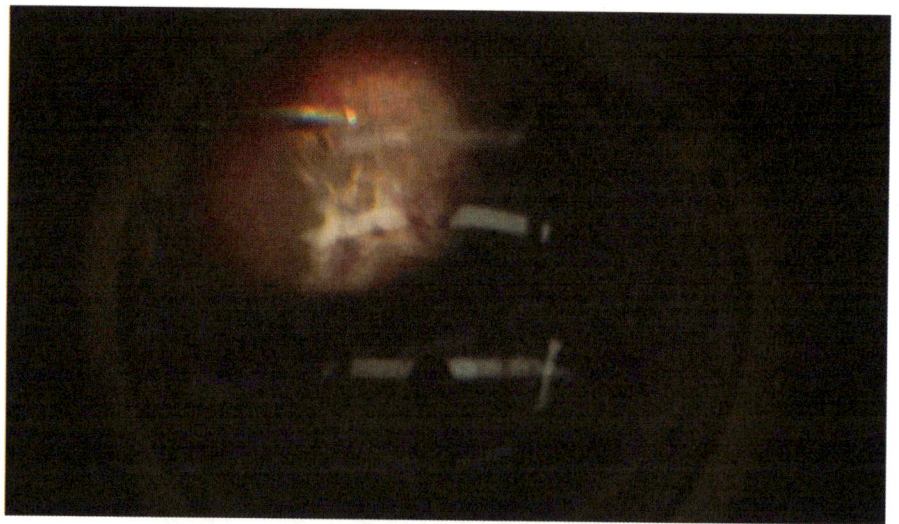

图19-16　手术截图（非接触眼底广角倒像镜下图）：右眼周边视网膜无脱离区（上方）做玻璃体后脱离，切断玻璃体对视网膜的牵引，清除部分积血

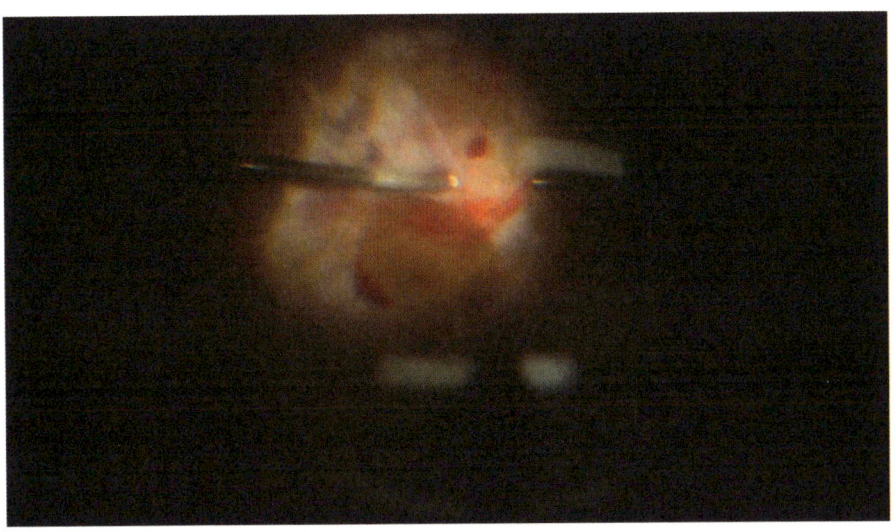

图 19-17 手术截图（非接触眼底广角倒像镜下图）：再从右眼视网膜表面的上方和鼻上方，继续切除玻璃体后皮质以及新生血管膜组织

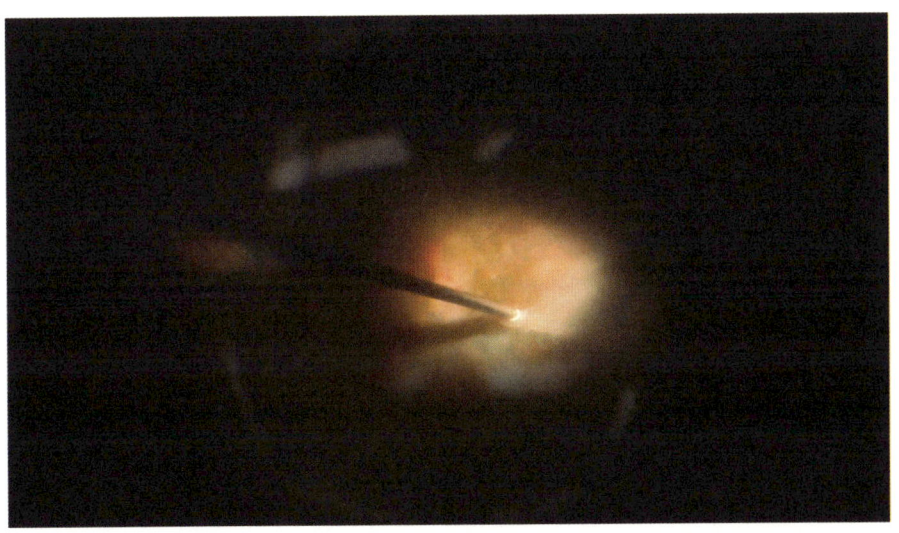

图 19-18 手术截图（非接触眼底广角倒像镜下图）：再从右眼视网膜表面的鼻上再到鼻侧下方，继续切除玻璃体后皮质以及新生血管膜组织

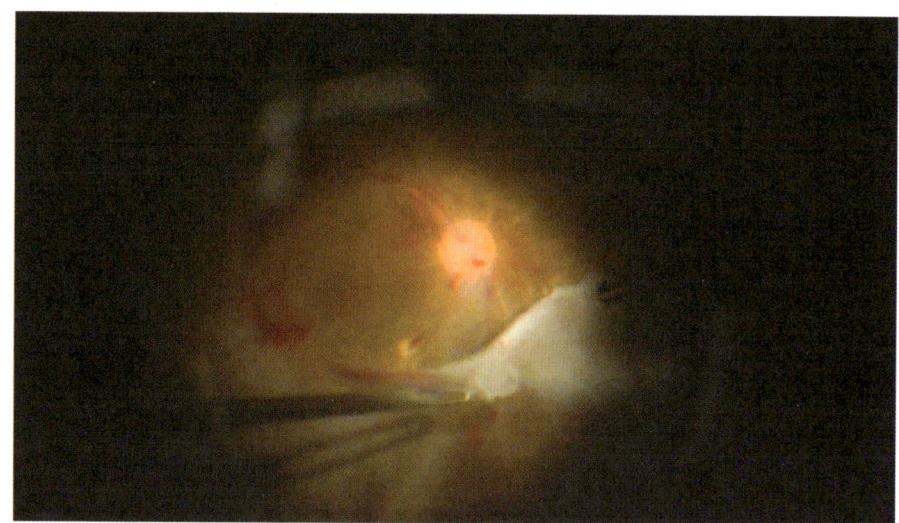

图 19-19 手术截图（非接触眼底广角倒像镜下图）：再从右眼视网膜表面的下方，继续剥除玻璃体后皮质以及新生血管膜组织

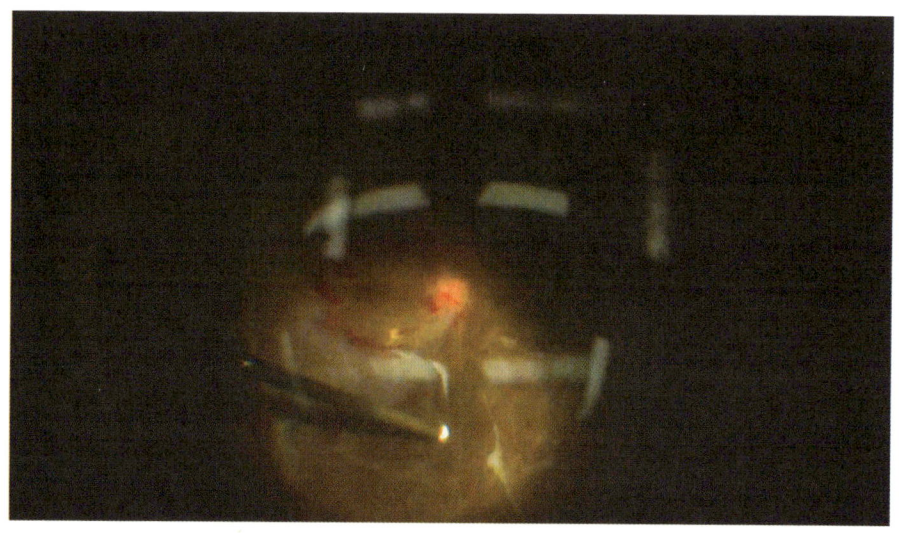

图 19-20 手术截图（非接触眼底广角倒像镜下图）：从右眼视网膜表面的颞侧下方，继续剥除玻璃体后皮质及膜组织

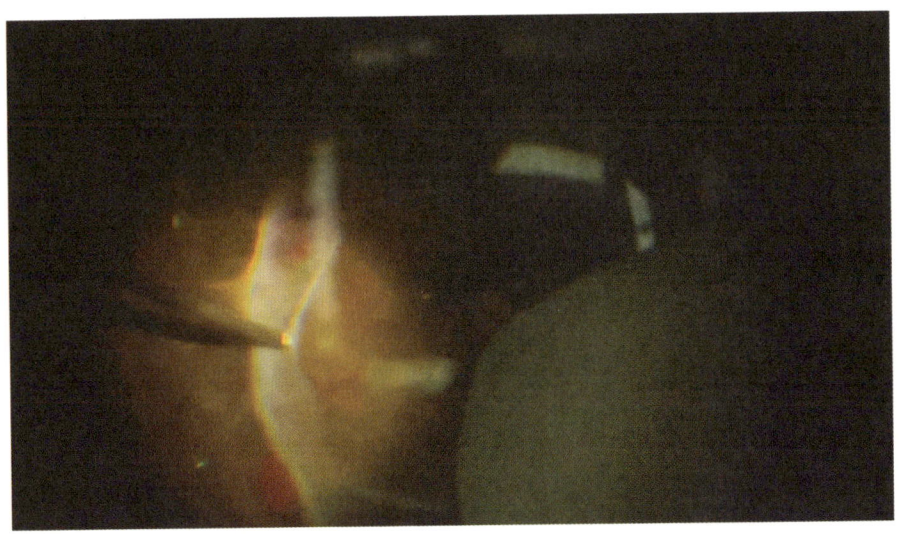

图 19-21 手术截图(非接触眼底广角倒像镜下图):从右眼视网膜表面的颞侧,继续切除玻璃体后皮质以及膜组织

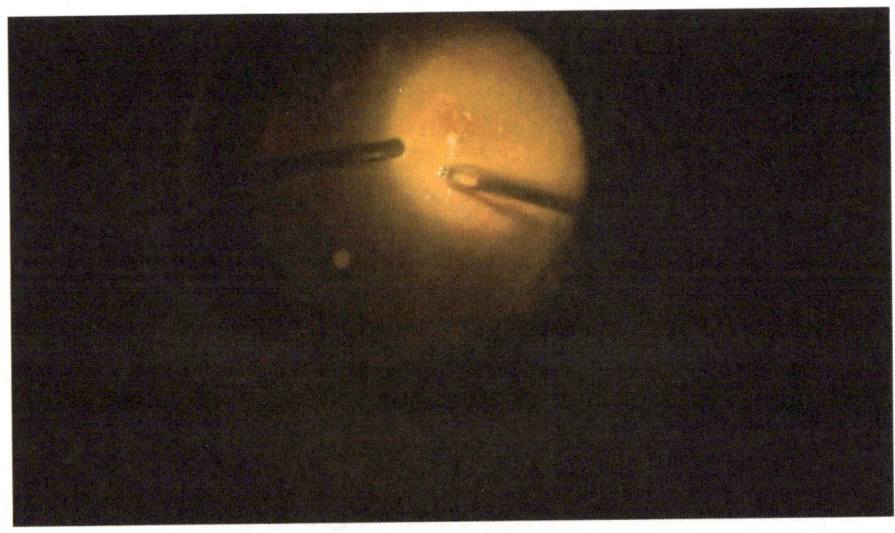

图 19-22 手术截图(非接触眼底广角倒像镜下为直视图):剥除右眼黄斑表面增厚玻璃体皮质

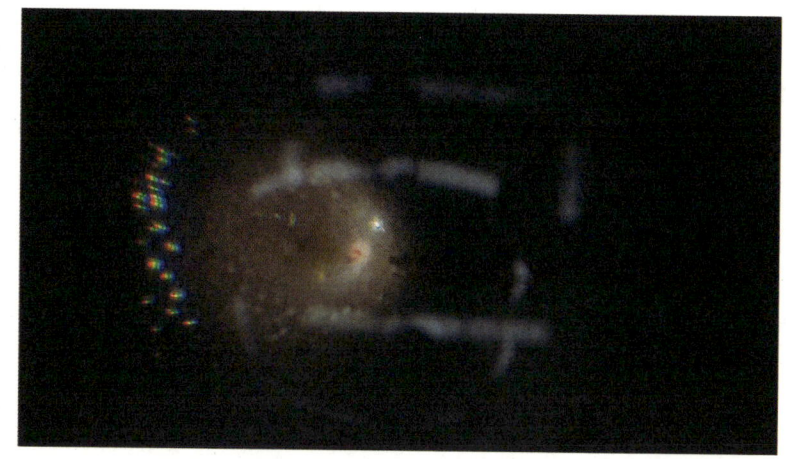

图 19-23 手术截图（非接触眼底广角倒像镜下图）：全视网膜激光光凝后，液气交换

（3）术后

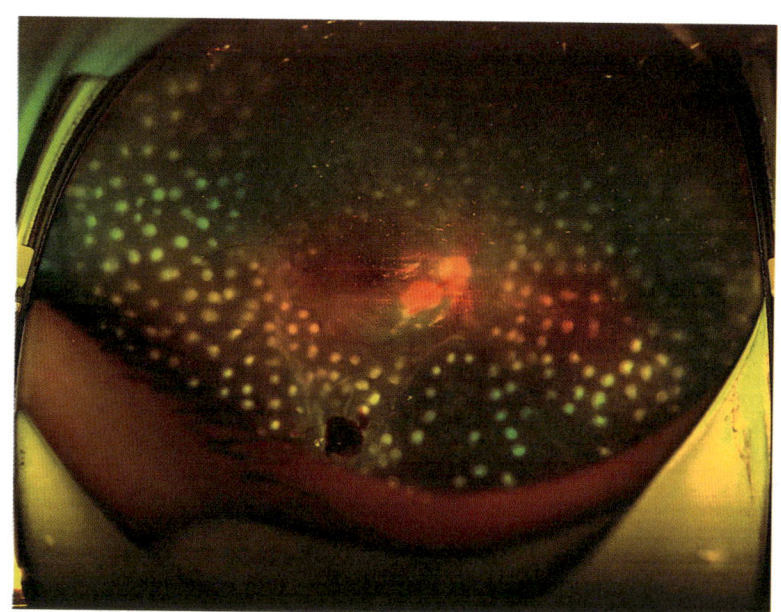

图 19-24 超广角眼底照相：右眼术后第一天，视网膜平伏

病例 4　女，39 岁，2 型糖尿病，右眼 PDR，牵引性视网膜脱离，玻璃体积血，视力眼前指数（图 19-25 至图 19-27）。

(1)术前

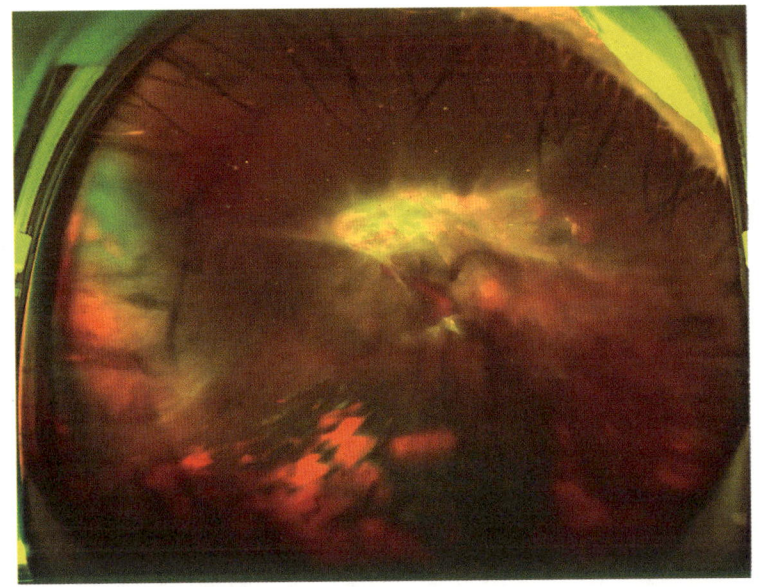

图 19-25　超广角眼底照相示,右眼新生血管膜牵引上方视网膜脱离,黄斑移位。玻璃体内积血

(2)手术方案:抗VEGF药物玻璃体腔内注射后3天,行右眼23GPPV+膜剥除+全视网膜激光光凝术+硅油填充。

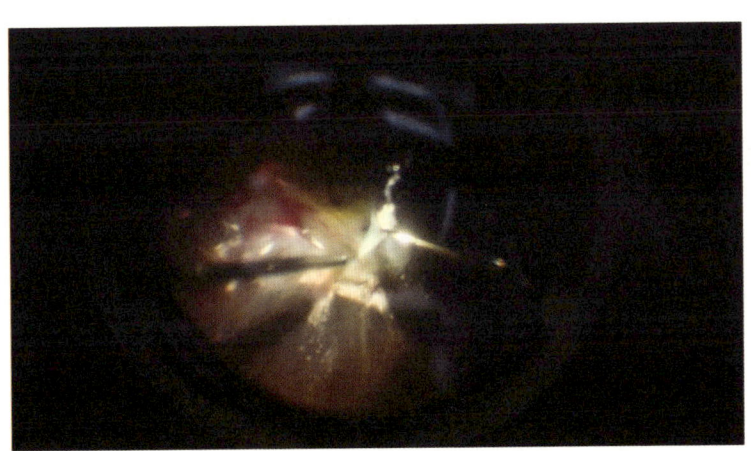

图 19-26　手术截图(非接触眼底广角倒像镜下图):四切口下,双手剥膜清除颞侧上方的新生血管膜

（3）术后

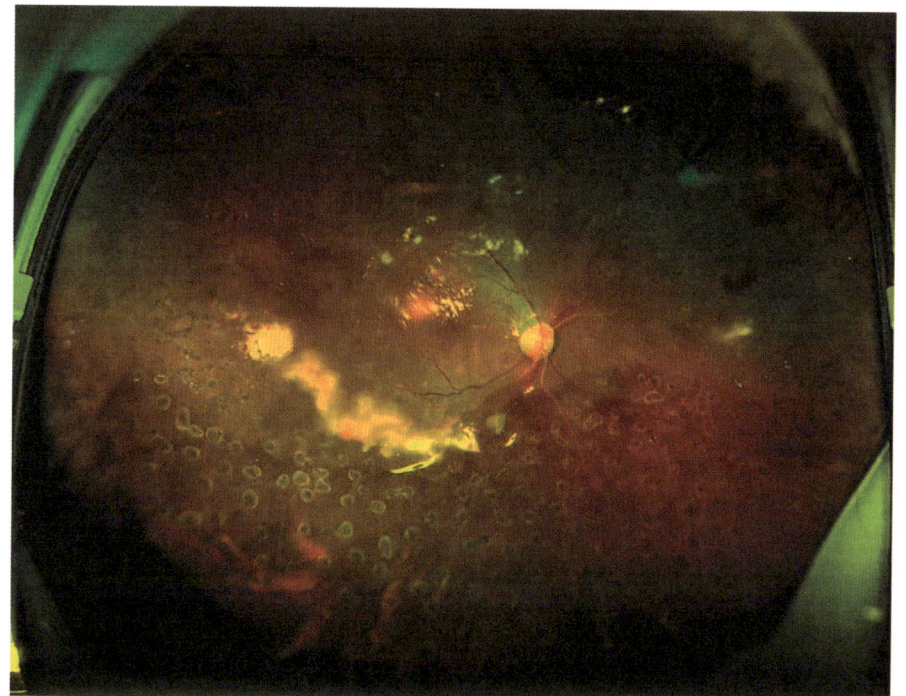

图19-27 超广角眼底照相（右眼术后1个月）：视网膜平伏，黄斑复位，颞侧视网膜血管弓下积血吸收，视网膜激光斑可见。鼻侧上方视网膜平伏，给予裂隙灯下全视网膜光凝补充。视力恢复至0.3

11. 牵引性视网膜脱离合并孔源性视网膜脱离

这是更为复杂的一种类型的PDR，血眼屏障破坏严重，视网膜活动度高，手术常需要借助双手剥膜的方法。

病例5 女，35岁，2型糖尿病，右眼PDR，视网膜脱离，视力眼前手动（图19-28至图19-33）。

（1）手术方案：行23GPPV+剥膜+全视网膜激光光凝术+硅油注入术。

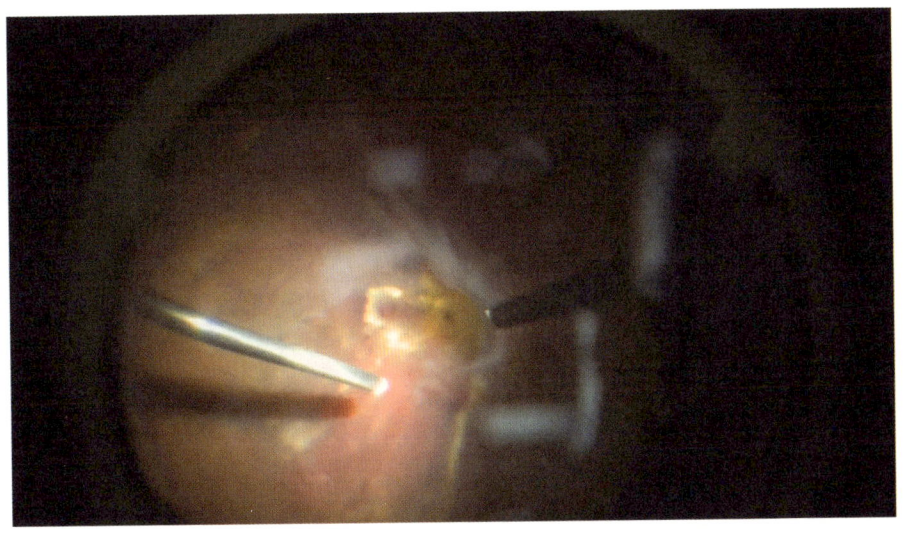

图 19-28 手术截图（非接触眼底广角倒像镜下图）：右眼各象限视网膜脱离，视盘以及后极部视网膜血管弓表面增殖膜牵引，视网膜下液体积聚

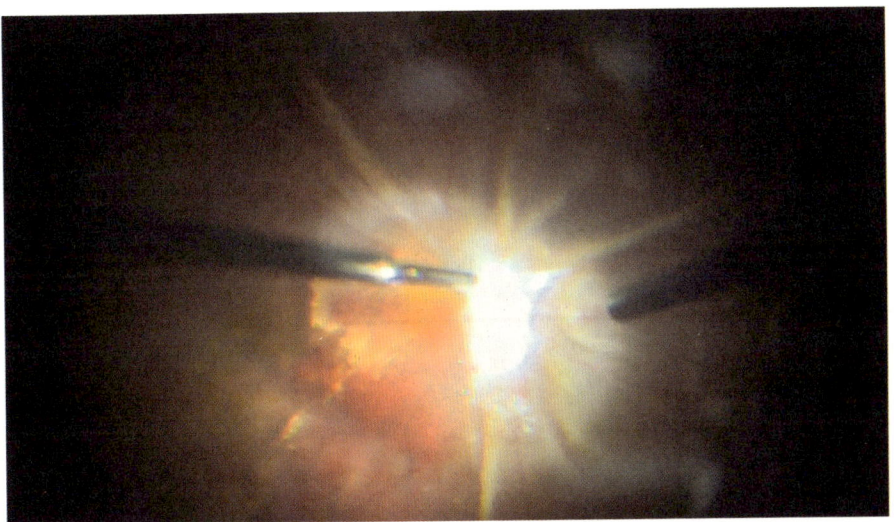

图 19-29 手术截图（非接触眼底广角倒像镜下图）：从视盘开始剥膜，做玻璃体后脱离

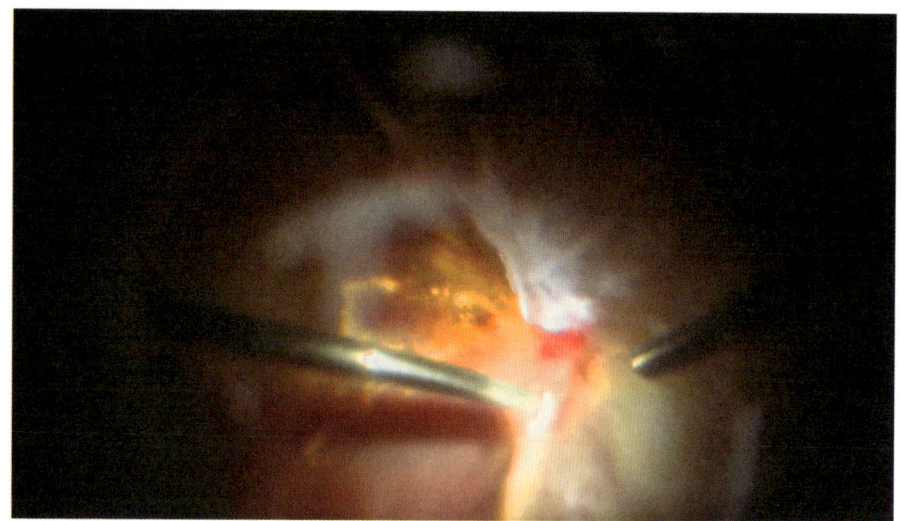

图 19-30　手术截图（非接触眼底广角倒像镜下图）：从视盘下方血管弓表面，切除增殖膜

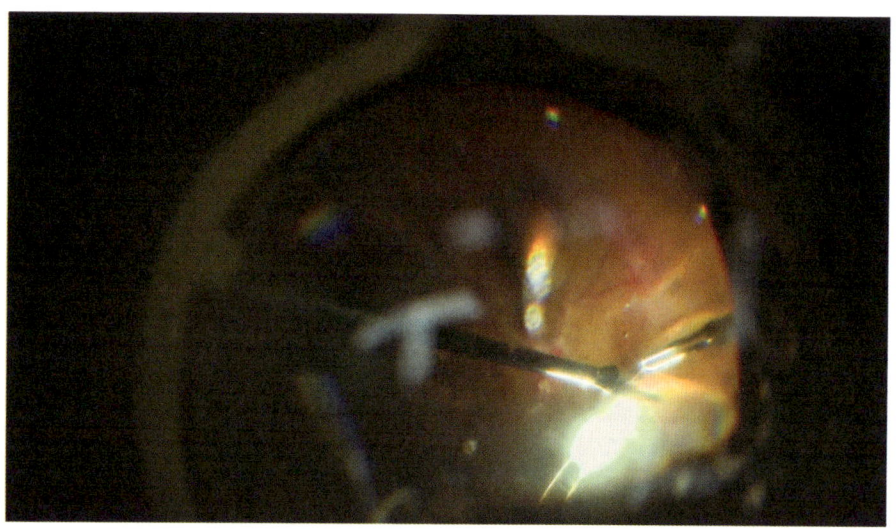

图 19-31　手术截图（非接触眼底广角倒像镜下为反向图）：继续向周边视网膜表面做玻璃体后脱离，由于玻璃体后皮质与膜，与视网膜表面粘连，因此采用了双手剥膜的方法

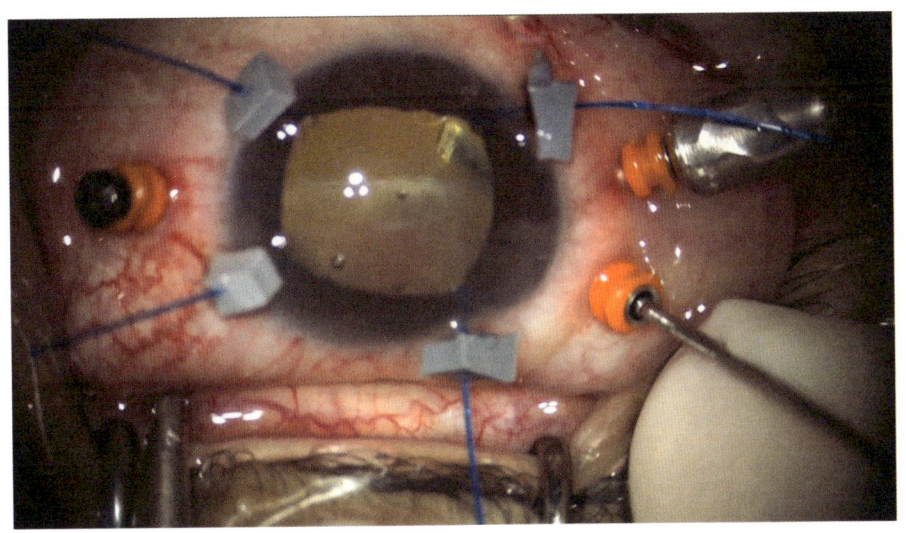

图 19-32 手术截图（显微镜下直视图）：顶切周边玻璃体时发现上方一变性区内原发萎缩圆孔。该患者合并孔源性视网膜脱离

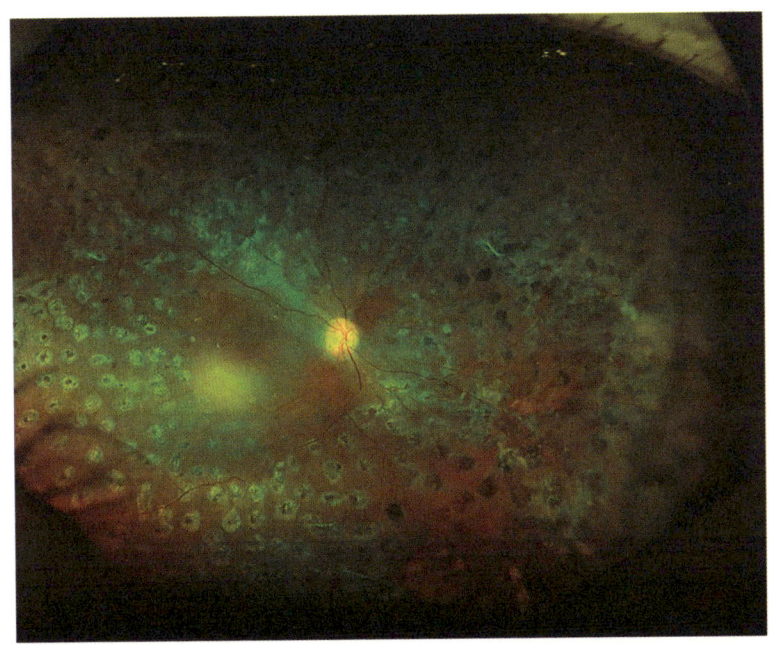

图 19-33 超广角眼底照相（右眼术后 2 月，硅油已取出）：视网膜平伏，激光斑可见。最佳矫正视力恢复至 0.15

12. 其他类型的糖尿病视网膜病变

合并视网膜劈裂：糖尿病视网膜病变，牵引性视网膜脱离，视网膜动脉闭锁，导致视网膜菲薄、劈裂，视网膜神经组织的退行性改变，患者视力眼前指数或者眼前手动的视力。这种类型的糖尿病视网膜病变的视力预后较差。

13. 围手术期注意点

除了视网膜动脉大范围闭锁的病例，糖尿病视网膜病患者在玻璃体手术前1~7天，进行抗VEGF药物玻璃体腔内注射治疗，术前在平伏的视网膜上可行轻中程度的全视网膜光凝。

对于发展较快的牵引性视网膜脱离患者，或者对于接受抗VEGF药物治疗后，预计牵引性视网膜脱离范围可能扩大的患者，慎重视网膜激光光凝视网膜薄弱区域，以免形成视网膜裂孔，加大手术难度。

总结： 有手术指征的PDR患者应该及时安排玻璃体切割手术，以免牵引性视网膜脱离或继发新生血管青光眼。

二十、糖尿病视网膜病与黄斑缺血

在糖尿病视网膜病变（DR）的早期，可以出现黄斑区毛细血管的损伤，在组织学上，糖尿病性黄斑缺血包括毛细血管萎缩（毛细血管闭锁）和毛细血管前小动脉狭窄或闭塞，闭塞下游血流减少。虽然糖尿病黄斑水肿（DME）是 DR 患者视力丧失的首要原因，但糖尿病黄斑缺血（DMI）是一个容易被忽略的致盲原因。DMI 是 DR 患者出现进行性视力障碍的潜在主导因素，DMI 严重程度较高与更大程度的视力丧失相关。

1. 危害

（1）影响视力：DMI 患者视力下降，可以低至 20/400（0.05）。

（2）与 DR 严重程度相关：超过 1/2 的 DR 患者同时有 DMI，DR 越严重，DMI 患病率越高。

（3）DMI 与 DME 发生相关：DMI 继发于高血糖导致的周细胞丢失和基底膜增厚。在视网膜缺血和缺氧的情况下，视网膜和视网膜色素上皮（RPE）释放高水平的血管内皮生长因子（VEGF），这导致黄斑旁血管高通透性和 DME 发展，以及视网膜、视盘和（或）虹膜新生血管（NV）的生长。[117] 慢性 DME 往往在同一 DMI 的位置复发。

2. 诊断

（1）视力和视野：视力下降和中心视野暗点，都从一定程度上反映患者的黄斑功能受损，提示 DMI 引起的功能改变。

（2）眼底荧光造影：通过眼底荧光造影，可以观察到黄斑中心凹无血管区（foveal avascular zone，FAZ）扩大，毛细血管网缺损，视网膜微血管瘤和微血管异常。然而眼底血管荧光造影无法区分黄斑各层毛细血管网（图 20-1）。

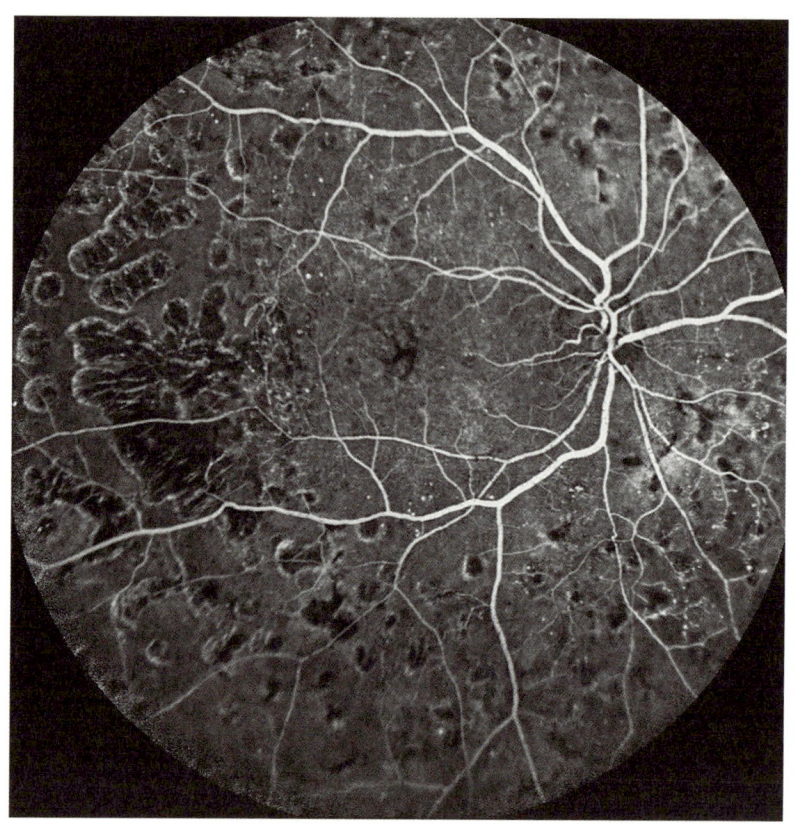

图 20-1　眼底血管荧光造影图像：一患者右眼玻璃体切割联合全视网膜激光光凝术后，视力不佳，黄斑中心凹无血管区域（FAZ）扩大且不规则，合并毛细血管扩张以及渗漏，提示黄斑缺血和黄斑水肿

（3）光学相干断层扫描血管造影术（OCTA）：无创的 OCTA，可以观察到黄斑浅表毛细血管丛 -DMI 和深毛细血管丛 -DMI。研究发现，OCTA 对于观察 DMI 与 DR 和 DME 发展，DMI 与 DR 患者视力的预后具有重要的诊断价值（图 20-2、图 20-3）。[118]

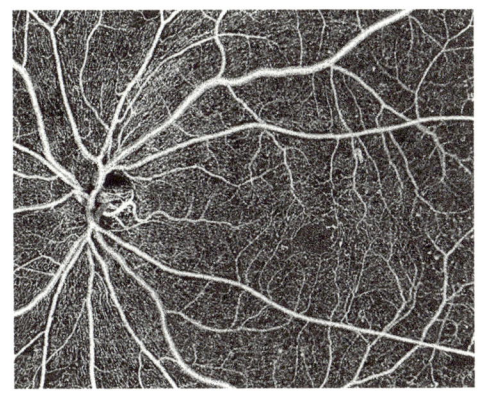

图 20-2 广角 OCTA 照相：DR 患者左眼黄斑中心凹无血管区域（FAZ）轻度扩大且不规则，黄斑颞侧毛细血管扩张以及局部破坏。提示黄斑缺血

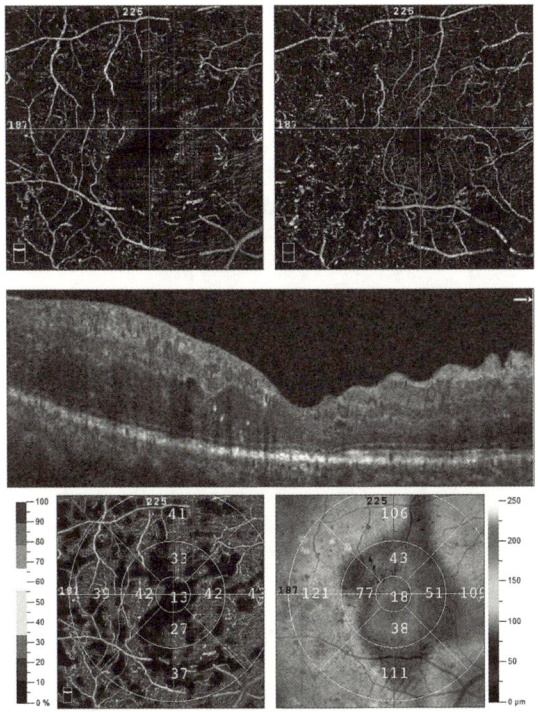

图 20-3 OCTA 图：增生型糖尿病视网膜病（PDR）患者，右眼黄斑中心凹无血管区向颞侧显著扩大（浅层毛细血管层面），颞侧毛细血管无灌注区（浅层和深层毛细血管层面），同时合并颞侧黄斑水肿。提示 DMI 部位容易合并 DME。该患者 EZ 不连续，视力为 0.5

（4）光学相关断层扫描（OCT）：[119]通过OCT可以观察到DR患者视网膜厚度变薄，椭圆体带（EZ）缺陷或"断裂"（提示光感受器破坏），EZ的变化率也可被用作观察DMI的指标。

3. DMI治疗

（1）控制DR发展：视网膜血管病变和毛细血管丢失是DR的自然病程。到目前为止，除了常规的防治DR的措施外，还没有预防和逆转DMI的标准化治疗方法。

（2）抗VEGF药物应用的考虑：抗VEGF药物可以改善DR的严重程度，但该药对DMI的影响存在争议。多数研究显示，接受玻璃体内抗VEGF药物治疗后DR患者的DMI范围没有变化，而少数研究报告了抗VEGF药物治疗后黄斑以及其他区域视网膜毛细血管无灌注区域的恶化。[97,118]对于DR合并分支动脉静脉阻塞、视网膜菲薄的患者，应用抗VEGF药物需要充分考虑DMI进展的可能。

（3）手术治疗增殖期糖尿病视网膜病（PDR）的考虑：对于严重的PDR合并主要分支动静脉闭锁的患者，术前已经存在严重的DMI。手术操作本身可能会加重DMI的程度而导致视觉功能恢复不良，应充分考虑到术后视觉恢复和并发症的可能，并告知患者。

典 型 病 例

病例1 女，26岁，2型糖尿病，左眼PDR，牵引性视网膜脱离，玻璃体积血，视力眼前手动。病程1年余。行左眼玻璃体切割＋膜清理＋全视网膜光凝术＋硅油注入术（图20-4至图20-6）。

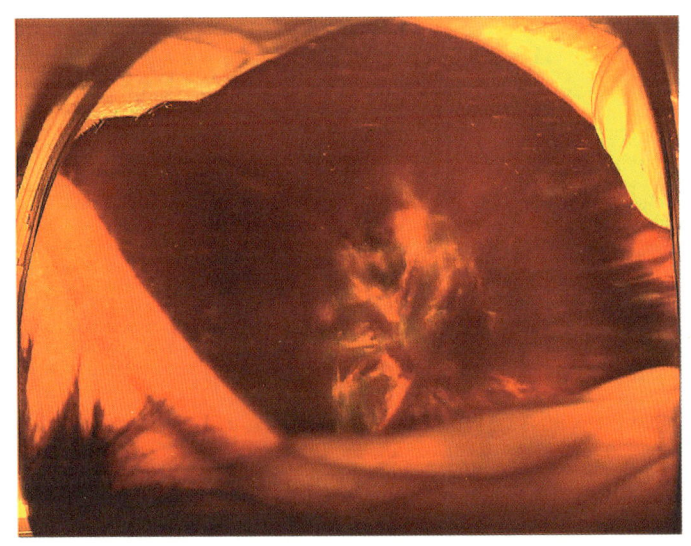

图 20-4 超广角眼底照相：左眼视网膜全脱离，视网膜表面大量新生血管膜

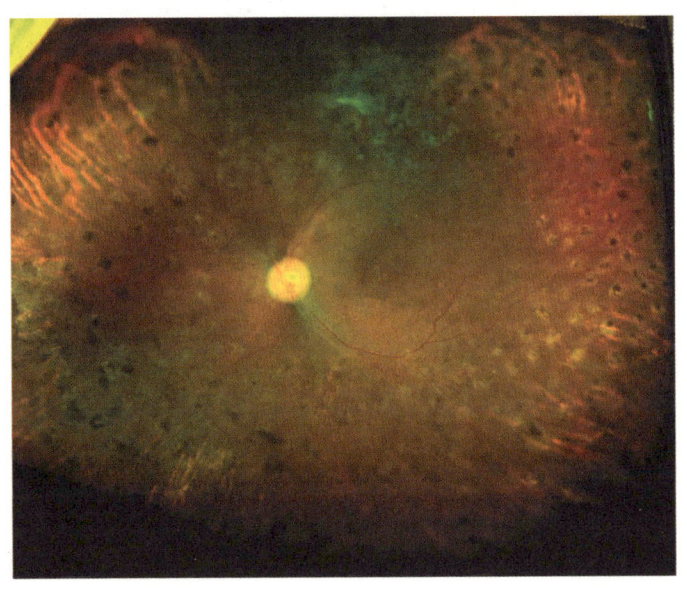

图 20-5 超广角眼底照相：左眼术后 2 月（已取油），视网膜复位，但视网膜颞侧分支动脉极细甚至闭锁，患者视力提高到 0.02

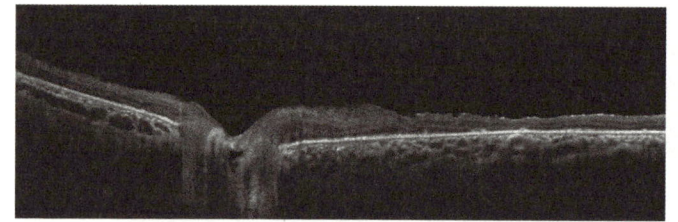
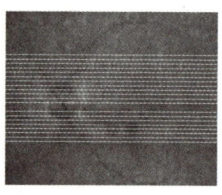

图 20-6　OCT 示（术后）：左眼视网膜各层广泛变薄，EZ 带受损，未见明显黄斑中心凹，提示 DMI

病例 2　男，30 岁，2 型糖尿病，左眼 PDR，广泛牵引性视网膜脱离，玻璃体积血。视力眼前数指。病程半年余。抗 VEGF 药物注射 5 天后行左眼玻璃体切割＋膜清除＋全视网膜激光光凝术＋硅油注入术（图 20-7 至图 20-9）。

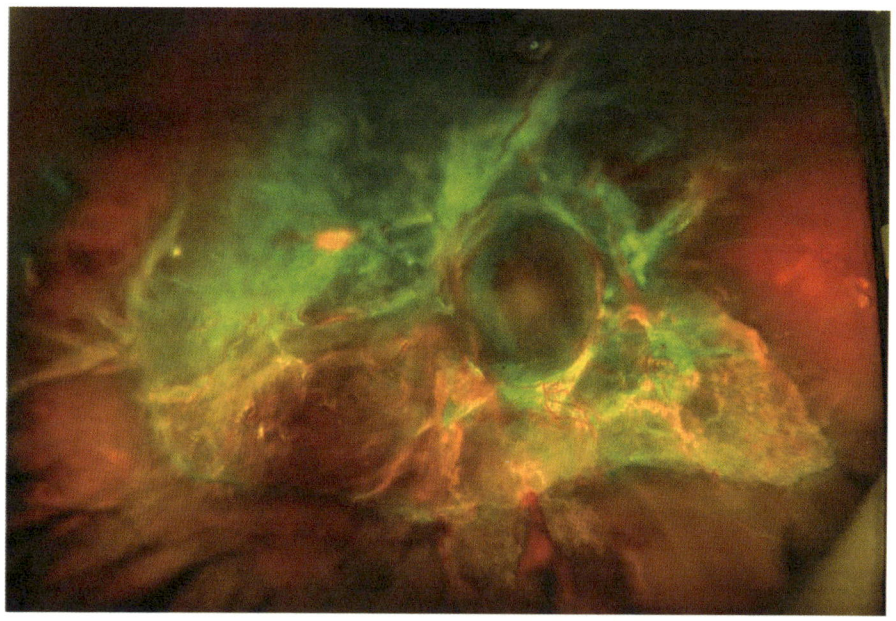

图 20-7　超广角眼底照相（术前）：左眼 PDR，广泛视网膜脱离，表面大量环状收缩的增殖膜。视网膜分支动脉极细甚至闭锁

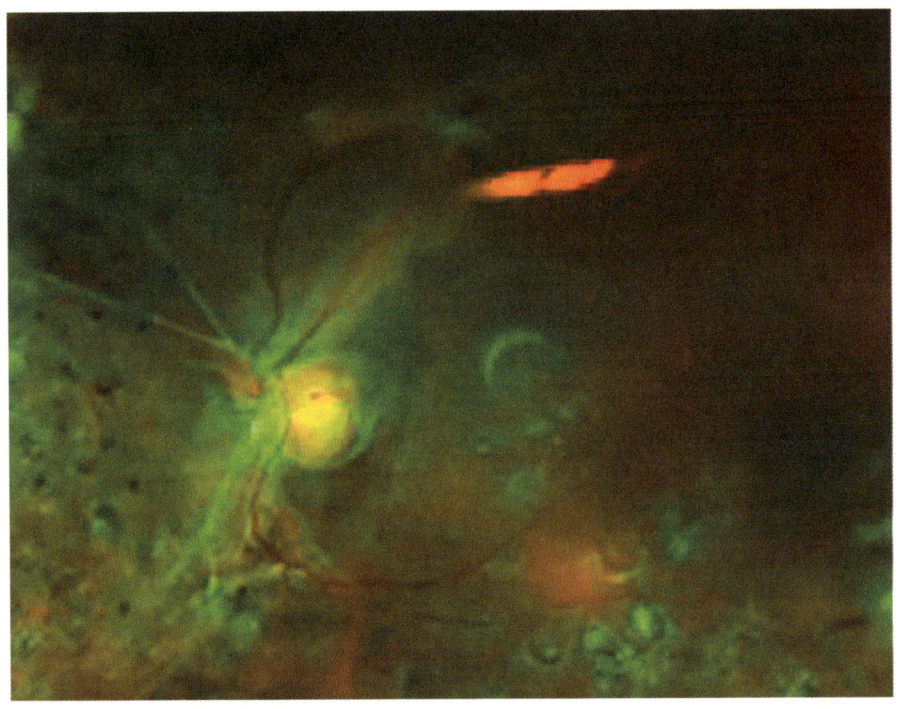

图 20-8 超广角眼底照相（取硅油术后 3 个月）：左眼视网膜平伏，白内障，可见视网膜颞侧动脉分支极细，部分闭锁，鼻侧视网膜血管闭锁。最佳矫正视力 0.15

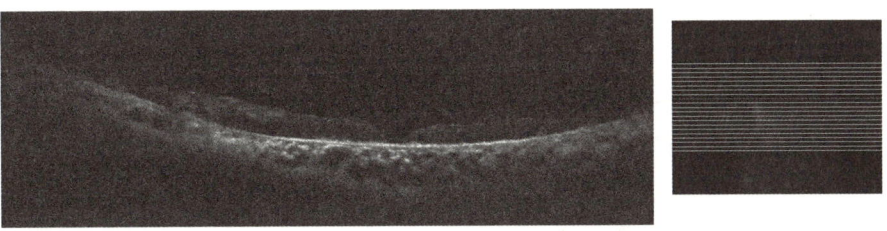

图 20-9 OCT 图（取硅油术后 3 个月）：屈光间质混浊（白内障），左眼视网膜平伏，黄斑中心凹神经上皮层菲薄，提示 DMI

> **总结：** DMI 是 DR 发生发展中的重要病理改变，它不仅影响视力，而且推动 DR 其他病理改变的进展，如 DME 和视网膜新生血管。因此，减轻视网膜血管病变和血管闭锁，是 DR 患者避盲的关键！

二十一、糖尿病视网膜病变合并虹膜新生血管或青光眼

全球糖尿病患病率约占总人口的10%，糖尿病相关的新生血管青光眼（neovascular glaucoma，NVG）病例占到所有NVG患者的30%以上。[120] NVG是导致糖尿病视网膜病（DR）患者失明且眼球外观破坏的重要原因。长期控制不佳的糖尿病与NVG发生密切相关。[121] 手术，如白内障手术，可诱导炎症级联反应、视网膜缺氧、血眼屏障的破坏，促进NVG的发展。

1. 发病机制

引起糖尿病NVG的主要因素是慢性高血糖和缺血再灌注损伤。

视网膜缺氧和缺血导致大量促新生血管相关因子的产生，包括血管内皮细胞生长因子（VEGF）上调以及其他炎症相关细胞因子上调，伴随着内皮细胞、周细胞的损伤，和免疫细胞的激活、增殖和迁移，刺激新生血管生成并长入虹膜和房角，新生血管膜阻塞和牵拉房角，导致虹膜小梁网粘连，最终引起眼压升高和视力损害。[122]

2. 危害

DR合并虹膜新生血管或NVG的患者，一方面视网膜缺血严重，另一方面持续高眼压将导致视神经萎缩，因此，DR合并NVG的患者视力

预后差。

3. 治疗和预后[123]

（1）治疗视网膜缺血和控制眼压

① 玻璃体内抗 VEGF 药物抑制虹膜和房角 NV。

② 全视网膜光凝术。

③ 治疗潜在的全身性疾病（如果有），以改善视网膜血流。

④ 控制眼压。

⑤ 控制炎症。

典 型 病 例

病例 1　女，55 岁，2 型糖尿病，双眼视力下降至眼前指数，裂隙灯检查见虹膜新生血管，虹膜后粘连，双眼眼压正常。抗 VEGF 后 5 天，虹膜新生血管退，行左眼 phaco+玻璃体切割术＋全视网膜激光光凝（图 21-1 至图 21-4）。

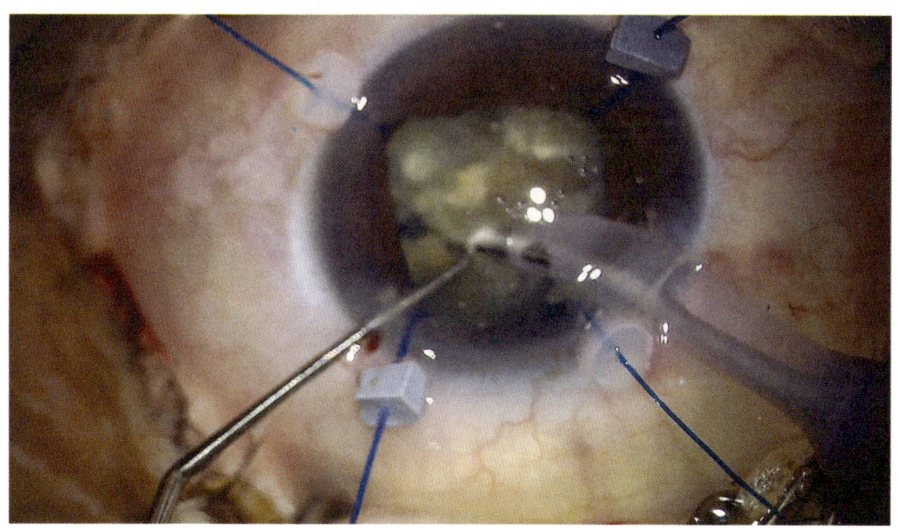

图 21-1　手术截图：虹膜拉钩辅助下行左眼白内障 phaco 术

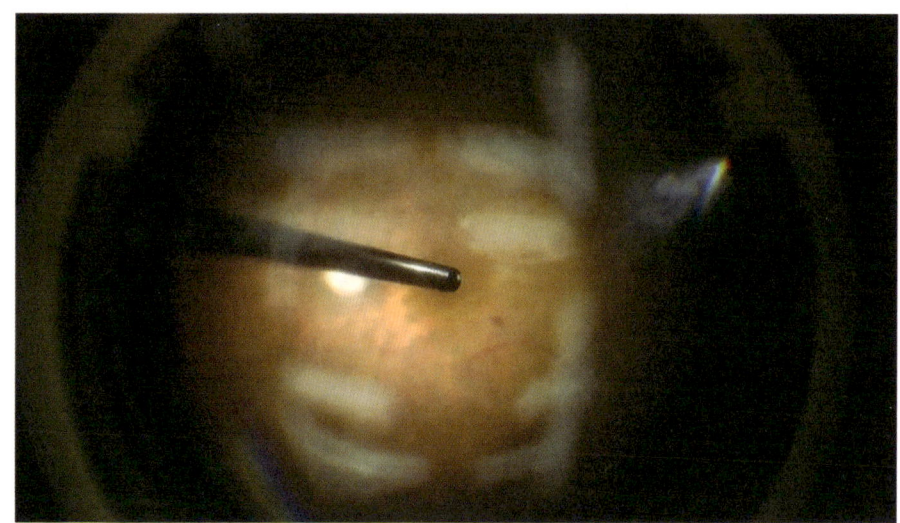

图21-2 手术截图(非接触眼底广角倒像镜下):左眼视盘色苍白,各象限动脉极细甚至闭锁,视网膜灰黄,视网膜内出血。提示视网膜缺血严重

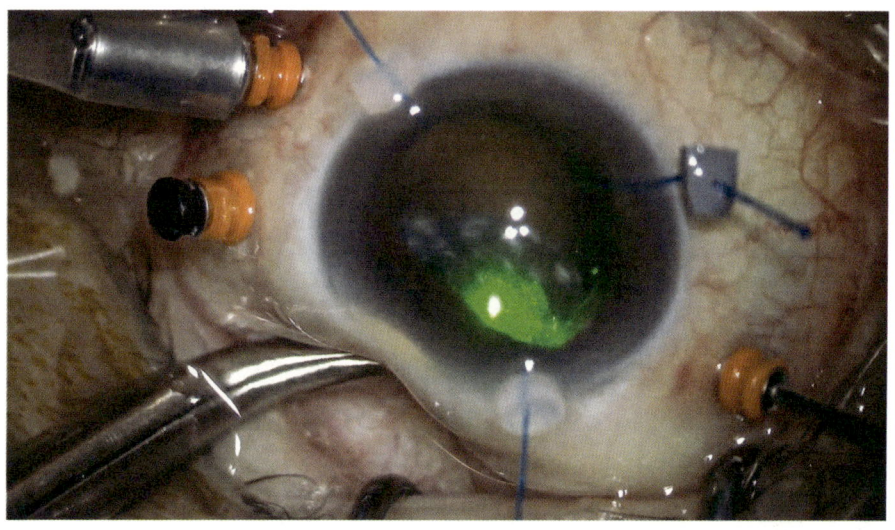

图21-3 手术截图(显微镜下直视):玻璃体切割后完成全视网膜激光光凝至锯齿缘(顶压激光)

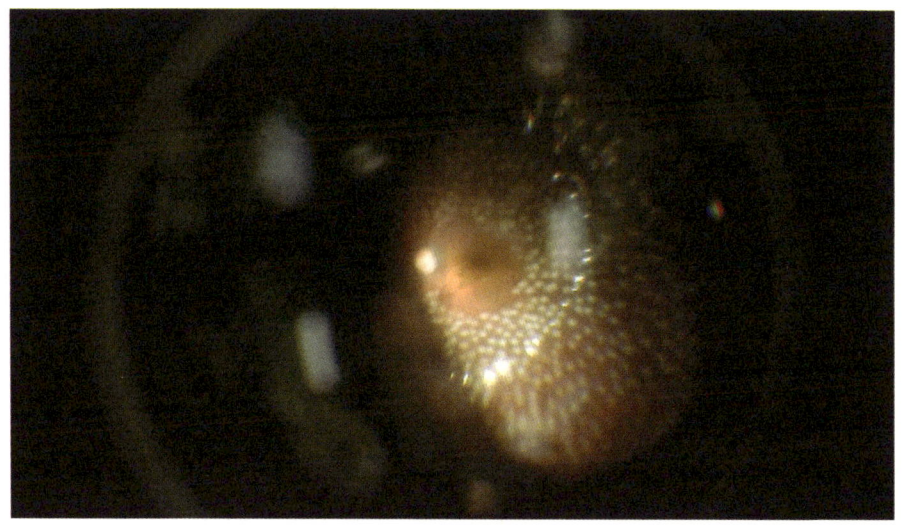

图 21-4 手术截图（非接触眼底广角倒像镜下）：手术结束时全视网膜激光光凝像

（2）预后：

有虹膜新生血管，但房角开放，且眼压正常的患者，应该积极抢救视网膜缺血状况，有望逆转虹膜新生血管发展导致 NVG。治疗方式包括抗 VEGF 药物、全视网膜激光光凝术、抗感染治疗。可能挽救部分视力。

如果已经出现眼压升高，房角因新生血管膜的长入而关闭，需要积极药物和抗青光眼手术控制眼压。同时，继续治疗视网膜缺血病症。患者视力预后较差。

术后患者 2 年，矫正视力 0.1。未再次抗 VEGF 治疗。虹膜新生血管消退，眼压正常。

二十二、糖尿病视网膜病变与白内障手术

白内障仍是全球范围内首要的致盲病因。糖尿病患者罹患白内障的概率是非糖尿病患者的 2～5 倍，且往往在更年轻时发病，进展较快，是导致视力障碍的主要原因。据统计，全世界范围内 1/5 的白内障手术是在糖尿病患者中进行的。[124]

1. 糖尿病与白内障

（1）白内障与糖尿病的关系：糖尿病患者常会有这样的主诉："血糖飙升，视力就模糊"。血糖与白内障的发生有什么样的联系？

高血糖状态下，晶状体内山梨糖醇积累，导致高渗效应，液体渗入晶状体，晶状体纤维肿胀，引发患者近视漂移，出现短暂性视物模糊，这种现象尤其影响年轻的 1 型糖尿病患者，并会促使白内障快速形成。[125]

山梨糖醇和晚期糖基化终产物的积累还会引发晶状体内超氧自由基和过氧化氢的聚集。在正常情况下，抗氧化酶如超氧化物歧化酶和过氧化氢酶能降解超氧自由基。然而，糖尿病患者的晶状体中这些抗氧化物质的生成减少，导致晶状体组织更易受到氧化应激的损伤。[126]

（2）控制血糖有助于延缓白内障发生：研究显示，糖化血红蛋白水平升高与糖尿病患者罹患白内障的风险增加密切相关。[127] 因此，强化血糖控制治疗，是行之有效的延缓糖尿病患者白内障的发生和发展。

2. 糖尿病白内障手术与眼底病治疗

（1）白内障手术服务于眼底病的防治：糖尿病患者进行白内障手术，除了清除混浊的屈光间质，让患者有更清晰的视觉，更重要的是白内障手术需要服务于糖尿病视网膜病（DR）的防治。对糖尿病患者来说，更早接受白内障手术，有利于眼底疾病的诊治。

（2）白内障手术可能增加 DR 发生的风险：在白内障手术后 1 天内，眼内的炎性细胞因子如血管内皮生长因子（VEGF）、白细胞介素 -1（IL-1）和色素上皮衍生因子的浓度会显著增加，并且这一升高状态可能持续长达 1 个月才会逐渐回到术前水平。[128] 这些细胞因子的增加可能诱发并加重 DR 和黄斑病变的进展。尤其是对于在白内障手术前已经存在但未经治疗的 DR 患者，术后 DR 和黄斑病变可能会迅速恶化，导致视力进一步下降。

因此，对糖尿病患者进行白内障手术，不仅需要精细的手术操作，还应该全盘考虑 DR 的综合治疗，确保患者获得最佳的治疗效果。

3. 糖尿病白内障合并 DR 的治疗策略

（1）白内障合并 DR 或 / 和糖尿病黄斑水肿（DME）

① 围手术期药物治疗：白内障手术可能会加重 DR 以及 DME 的进展。[129] 因此，这些病例可在围手术期接受玻璃体内类固醇药物和抗 VEGF 药物的治疗。玻璃体内抗 VEGF 注射联合白内障手术比白内障术前或术后注射抗 VEGF 药物，对防治 DME 更有效。[130]

② 围手术期激光治疗：如果患者合并重度 NPDR，在术前可先完成全视网膜激光光凝（PRP）。当晶状体混浊影响到术前 PRP 时，可以在白内障手术 2~4 周后补充 PRP。

（2）白内障合并 PDR

① 现行白内障手术的情况：如 PDR 导致的不显著的玻璃体积血和视

网膜牵引病变，可不联合玻璃体切割术，在白内障手术前完成 PRP，在白内障术中进行抗新生血管药物治疗，术后完善 PRP。

② 联合手术的情况：PDR 合并玻璃体积血但无大范围牵引性视网膜脱离的白内障患者，可以进行白内障手术与联合玻璃体切割术，联合视网膜激光光凝术。

（3）白内障合并 PDR 以及广泛的牵引性视网膜脱离

① 保留晶状体的情况：对于晶状体轻度混浊且需要接受玻璃体切割手术的患者，尽量不一期摘除晶状体。

② 二期植入人工晶状体的情况：白内障手术联合玻璃切割术，术中不同时植入 IOL，待眼底状况稳定后，再二期植入人工晶状体。

（4）白内障合并虹膜新生血管（neovascularization of the iris，NVI）

① 无青光眼：严重的 DR，视网膜供血系统严重破坏，视网膜缺血严重，会出现虹膜新生血管。患者在白内障手术前需要及时治疗视网膜病变，促进虹膜新生血管消退。通过玻璃体内注射抗 VEGF 药物可促使新生血管消退。如果屈光间质尚可，尽量完成 PRP。一旦 NVI 消退，应尽早考虑超声乳化术，联合或不联合玻璃体切割术，以便治疗后节病变，彻底消除 NVI。

② 新生血管青光眼（neovascular glaucoma，NVG）：NVI 可导致眼压升高，房角被新血管膜阻塞，此时可先行抗青光眼手术（阀门），再摘除白内障，术后继续抗 VEGF 治疗，对眼底病变进行 PRP。白内障合并 NVG，白内障摘除（超声乳化）后的视力预后通常很差。

（5）围手术期的评估和眼底检查：患者严格控制血糖，做好围手术期抗生素点眼，冲洗泪道。与非糖尿病患者相比，糖尿病患者的结膜中存在更多的微生物如金黄色葡萄球菌、肠球菌、链球菌和克雷伯菌属。

术前进行全面的眼科检查，评估视力（VA）、眼压、视神经功能、角膜健康状况、房角镜检查（在高危 PDR 患者中，特别注意新生血管）。辅助检查诊断眼底（如眼底照相、OCT、B 扫描超声检查）。

术前使用非甾体消炎药（如双氯芬酸、普拉洛芬眼液）会降低 DR 患者术后 DME 的概率。

（6）人工晶状体的选择

① 大直径光学面的人工晶状体：糖尿病患者比非糖尿病患者更容易发展后发性白内障。植入大直径的人工晶状体（即光学面直径 6.0 mm 或更大）有助于术后 DR 的诊断和治疗。

② 多焦点人工晶状体：在糖尿病患者中使用多焦点和调节性人工晶状体仍然存在争议。多焦点人工晶状体可能会使术后激光治疗和玻璃体切割术期间的眼底可视化变得困难。

（7）视力预后：白内障合并 DME 和术前视力差（反映糖尿病黄斑病变、缺血和牵引）是白内障手术后视力差的危险因素。

白内障合并 PDR 的患者可能会在接受单纯白内障手术（超声乳化术）后发生玻璃体积血和牵引性视网膜脱离，威胁视力恢复。[131]

总结： 糖尿病白内障的手术治疗是一系统工程，围手术期的充分准备以及对 DR 的规范管理，是术后获得良好视力的关键保障。

二十三、增殖期糖尿病视网膜病变反复视网膜出血

糖尿病视网膜病变增殖期（PDR）会发生反复的视网膜出血，即使在玻璃体切割手术以后，仍然有10%~30%的患者面临视网膜再出血的风险。[132]

1. 自发出血

（1）新生血管自发破裂或被牵拉出血：PDR患者反复发生视网膜出血的常见原因是视网膜新生血管自发破裂，或各种原因导致的玻璃体后皮质以及机化组织牵拉新生血管破裂出血。

（2）全身异常状况导致新生血管破裂出血：与高血压控制不良，严重心脑肾血管系统异常，使用阿司匹林、华发林、肝素等抗凝药物，剧烈活动或劳累等因素有密切相关。

2. 视网膜激光后出血

当PDR新生血管活动性比较强时，特别是在高危PDR且有玻璃体积血的患者，全视网膜激光（PRP）可能会诱发玻璃体后皮质或机化组织收缩，牵拉新生血管破裂，导致出血。应谨慎评估患者视网膜状况，必要时眼内注射抗血管内皮生长因子（VEGF）药物后，再行视网膜激光光凝术。

病例1 男，56岁，2型糖尿病，肾功能不全（图23-1至图23-3）。

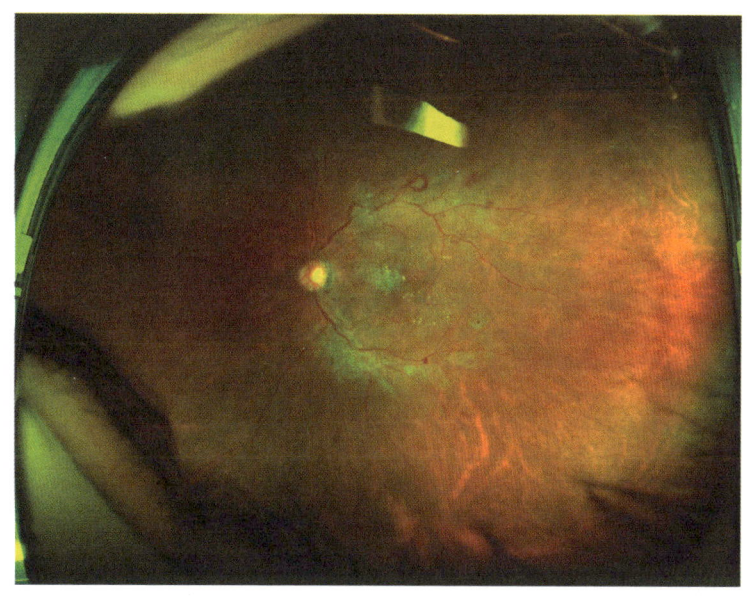

图 23-1 超广角眼底照相：左眼 PDR，视网膜颞侧血管弓表面增殖膜以及新生血管

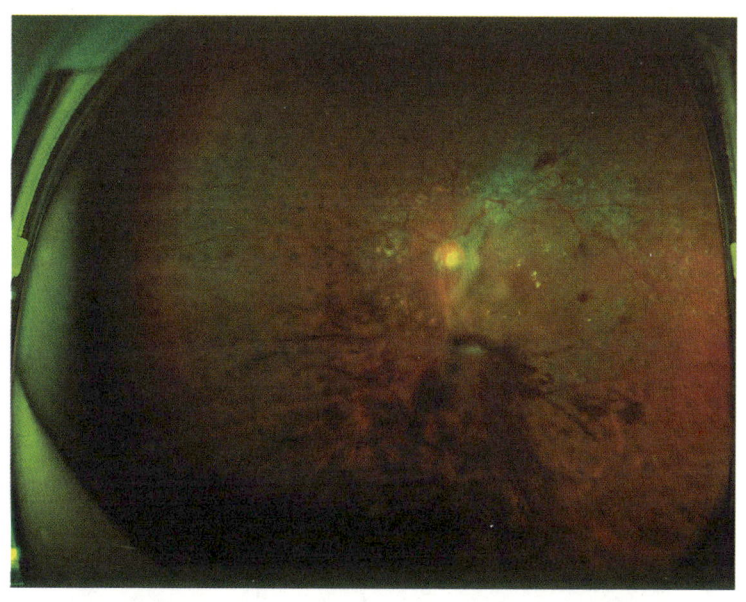

图 23-2 超广角眼底照相（左眼完成 3 次 PDR 后）：视盘以及颞下的新生血管膜出血，玻璃体积血，混浊，黄斑区黄白色渗出和水肿

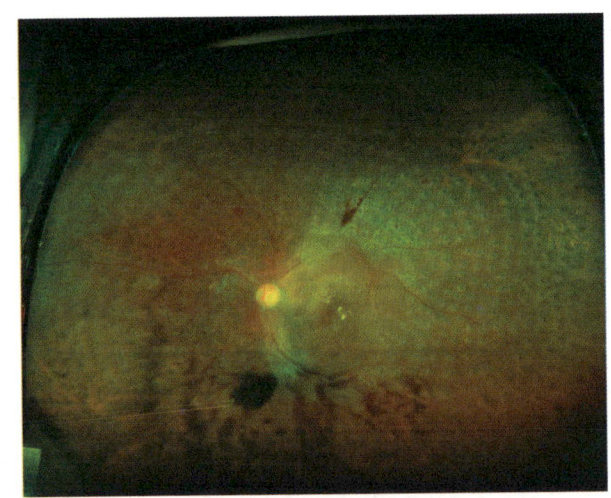

图 23-3 超广角眼底照相（左眼完成 4 次 PDR 后）：下方出血较前吸收。考虑患者有明显的新生血管膜以及达到高危 PDR 标准，安排玻璃体切割手术

3. 不规律治疗后新生血管再次破裂出血

病例 2　女，67 岁，2 型糖尿病控制不佳，乳腺癌病史。左眼视力下降（图 23-4 至图 23-5）

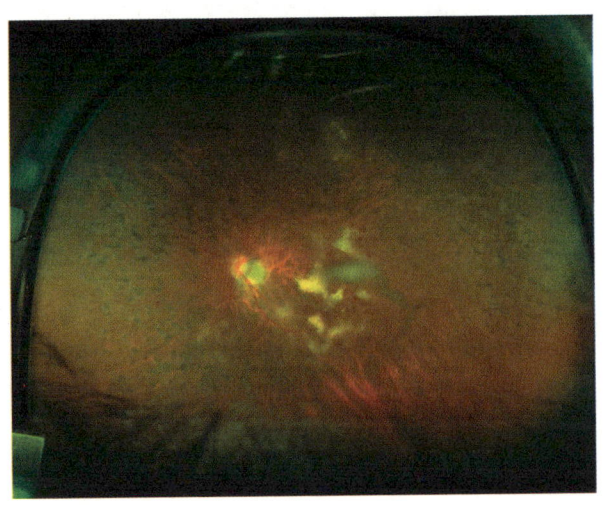

图 23-4 超广角眼底照相（完成 PRP 和 1 次抗 VEGF 治疗后 1 月）：左眼 PDR，黄斑水肿合并黄白色硬性渗出，玻璃体陈旧玻璃体积血

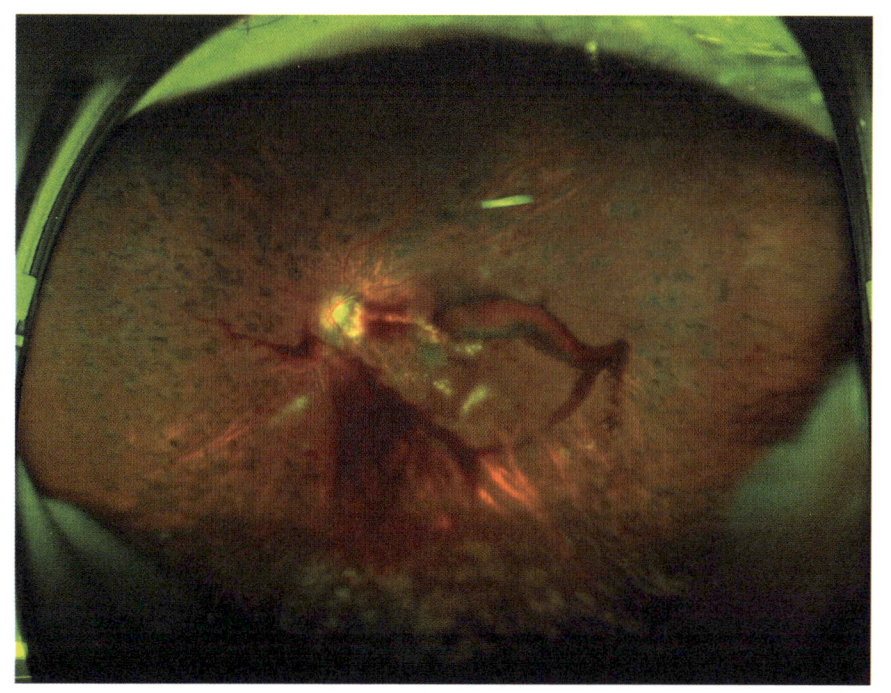

图 23-5 超广角眼底照相（患者失访半年后复查）：左眼玻璃体新鲜红色积血，再次安排抗 VEGF 治疗

4. 玻璃体切割手术后再次出血（postoperative vitreous cavity hemorrhage, POVCH）[132]

POVCH 是 PDR 玻切术后常见的并发症之一。

（1）原因：

① 早期 POVCH：术后 4 周内。

a. 新生血管再次出血；

b. 术中止血不充分。

② 晚期 POVCH：术后 4 周以后。新生血管膜活动（视盘，血管弓）或新发的新生血管（视盘，血管弓，巩膜口，房角，虹膜）破裂。

a. 视网膜缺血加重 vs 治疗不足；

b. PRP 不充分或抗 VEGF 治疗不足；

c. 玻璃体皮质、前膜牵引新生血管出血；

d. 视网膜动静脉闭塞，眼缺血综合征；

e. 全身情况（心、肾功能不全）恶化。

（2）危害：

POVCH 延迟患者视力恢复，导致 PDR 病变进展，可能需要额外的治疗甚至再手术。

（3）预防：

① 围手术期抗 VEGF 治疗和全视网膜激光光凝术（表 23-1）

表 23-1　PDR 围手术期联合抗 VEFG 治疗预防 POVCH 的效果[132]

6 个月 BCVA	抗 VEGF+PPV	单纯 PPV
早期 POVCH 发生率	12%	31%
晚期 POVCH 发生率	10%	23%
再次手术率	4%	13%
硅油填充率	19%	41%

围手术期激光治疗：有利于视网膜和色素上皮黏附，有利于术中玻璃体后脱离制作。[133]

② 术中预防策略

a. 术中调整眼内压和优化视野，充分止血；

b. 充分清除新生血管膜和后皮质，减少术后后皮质机化收缩牵引新生血管；

c. 切净周边玻璃体和切口区嵌顿的玻璃体，减少前玻璃体以及切口处玻璃体机化；

d. 高危病例，全视网膜激光光凝，对细小的新生血管芽区域充分激光，可以覆盖锯齿缘甚至睫状上皮；[134]

e. 高危病例，硅油填充。

病例 3　女，64 岁，2 型糖尿病，曾因左眼 PDR，玻璃体积血，行玻璃体切割术；术后半年，突发左眼视力下降（图 23-6 至图 23-13）。

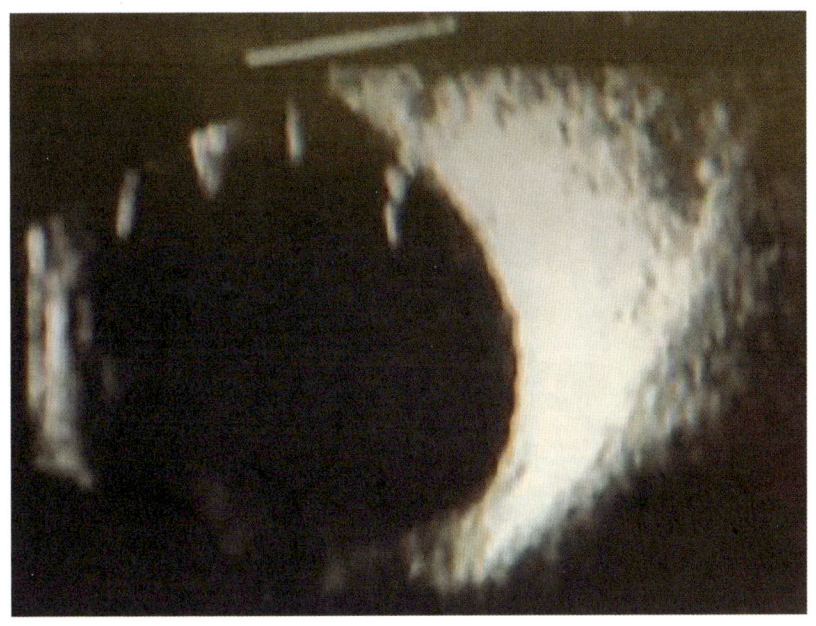

图 23-6 眼部 B 超：左眼视盘表面增生机化高回声影，下方及人工晶体后玻璃体点状中回声

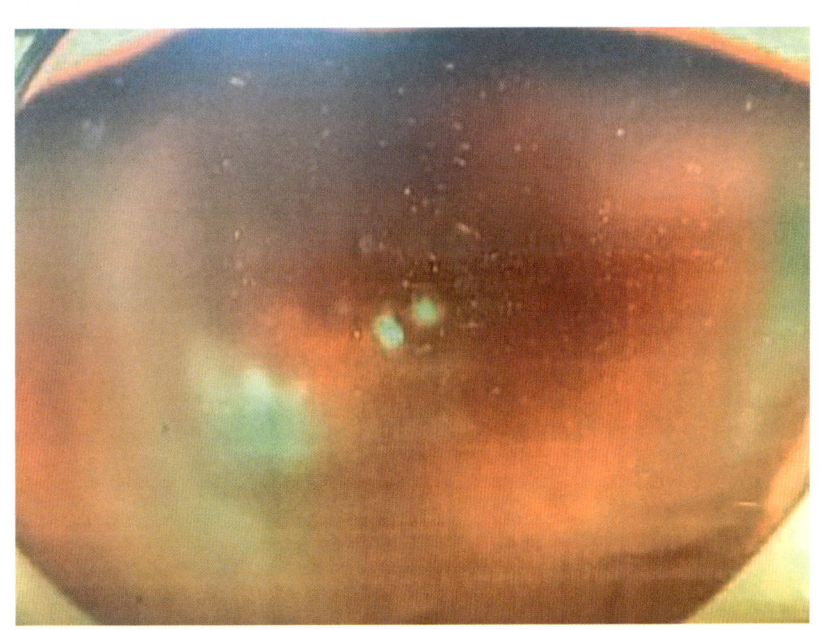

图 23-7 超广角眼底照相：左眼玻璃体积血，视网膜窥不清

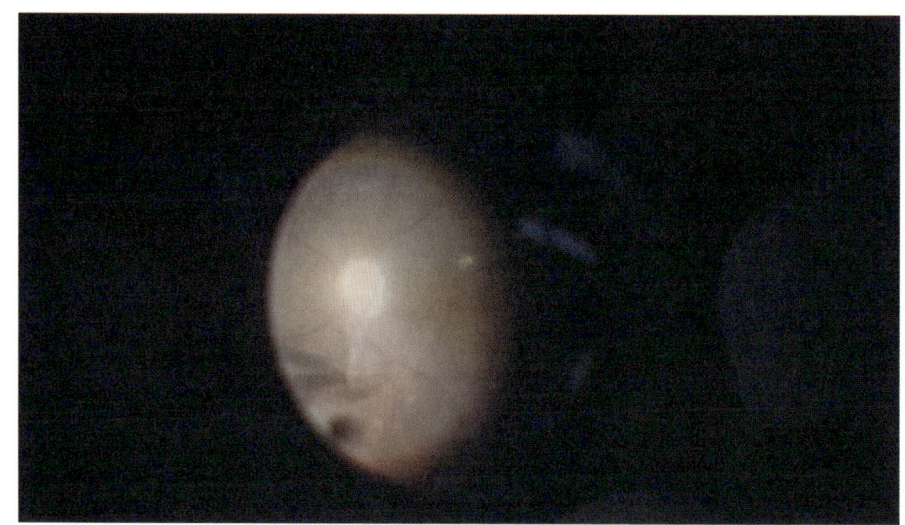

图 23-8 手术中截图(非接触眼底广角倒像镜下),左眼视盘表面新生血管膜出血,视盘色白,视网膜水肿

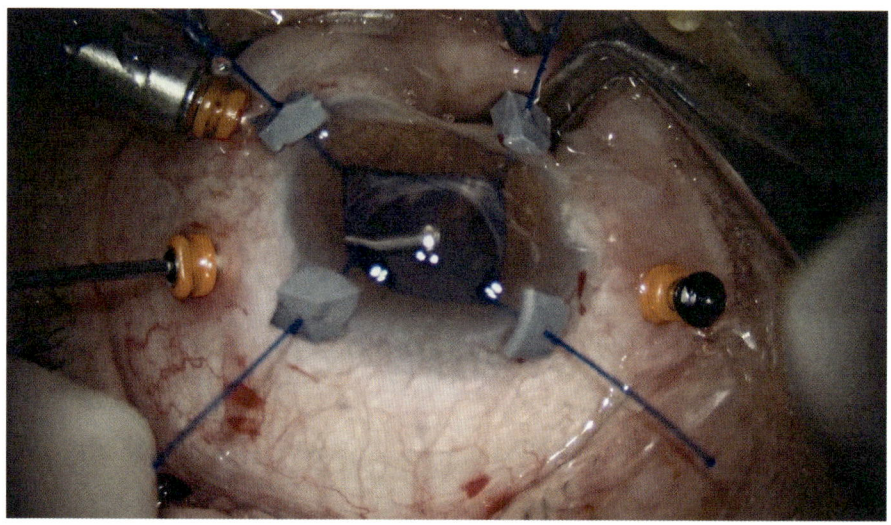

图 23-9 手术中截图(显微镜直视下),清除前玻璃体内残留的血凝块

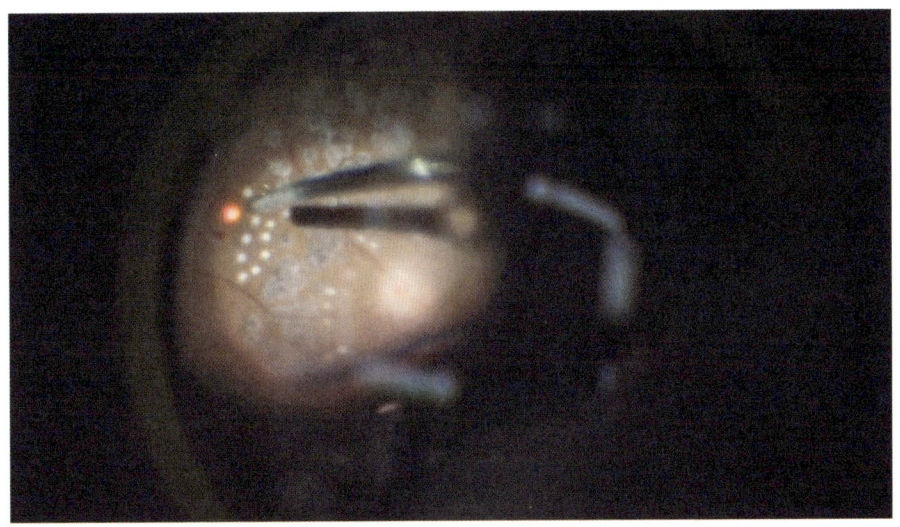

图 23-10 手术中截图（非接触眼底广角倒像镜下），发现周边大片视网膜无激光斑，以及视网膜散在出血，补充全视网膜激光光凝

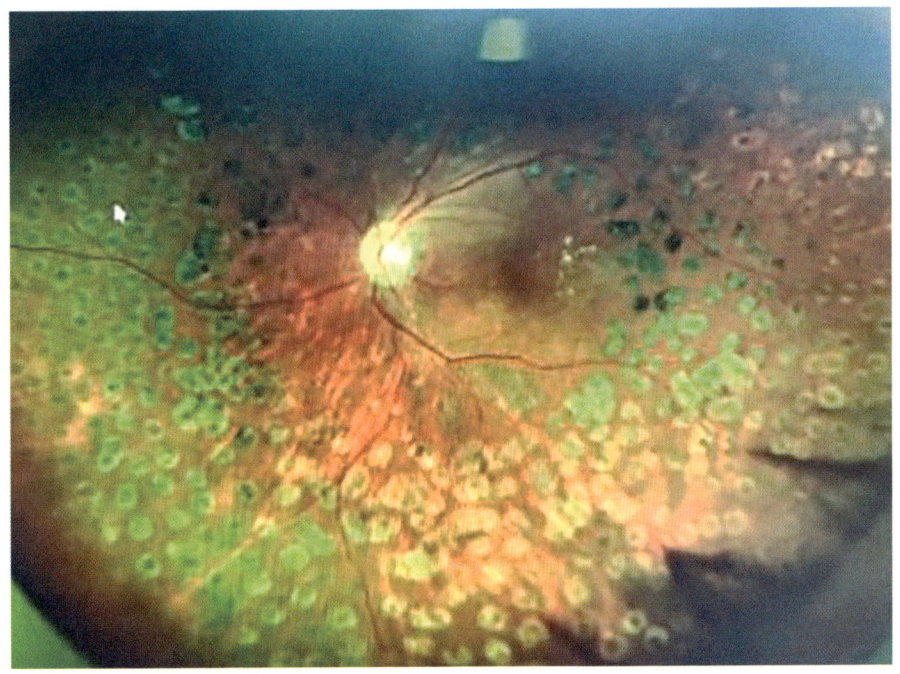

图 23-11 超广角眼底照相：左眼术后 2 月，视网膜平伏，血管活动性消退

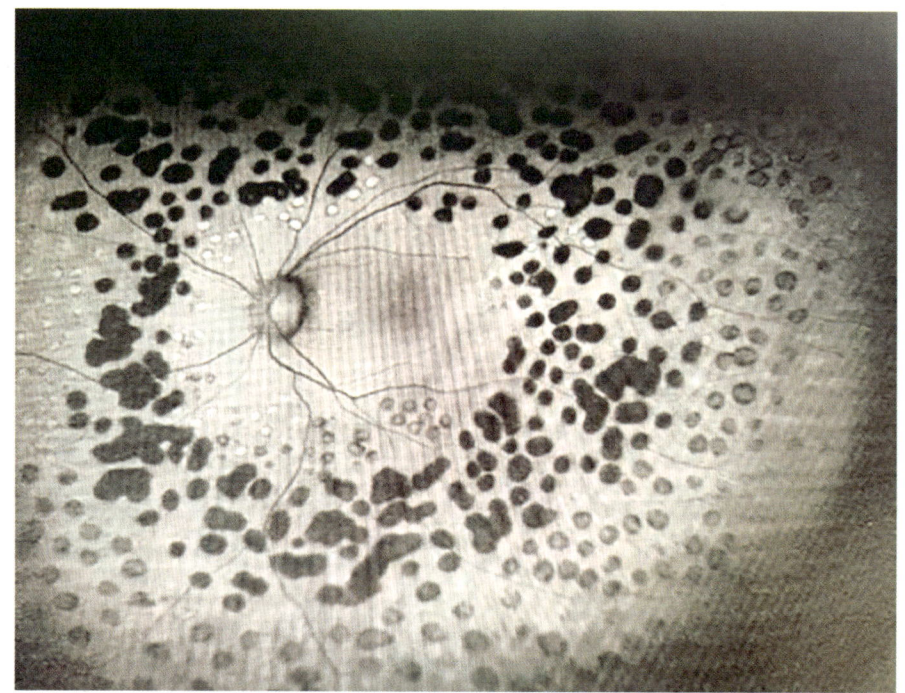

图 23-12 超广角眼底照自发荧光图像（术后 2 月）：左眼术中曾补充的激光斑（灰色光点）和陈旧性激光斑（黑色光点）的范围。提示本次患者 POVCH 的原因是 PRP 不足，导致视盘新生血管膜活动性未消退

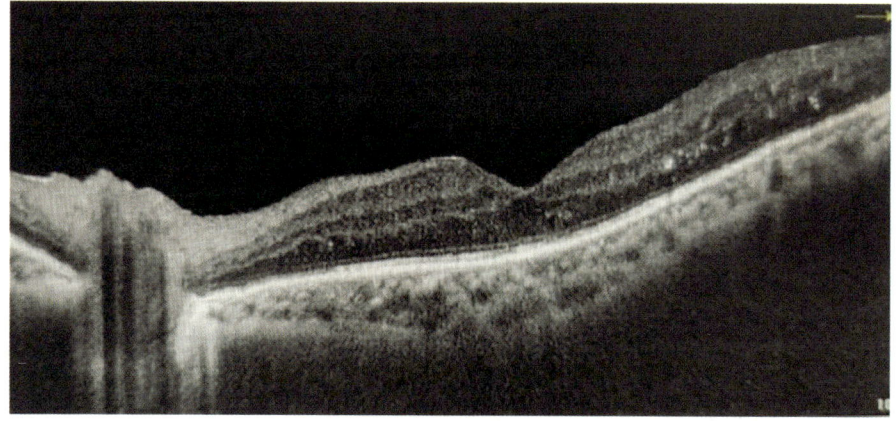

图 23-13 OCT 示（术后 2 月）：左眼黄斑层间略水肿。患者术后视力 0.3

参考文献

[1] BERGMAN M, MANCO M et al. International Diabetes Federation Position Statement on the 1-hour post-load plasma glucose for the diagnosis of intermediate hyperglycaemia and type 2 diabetes [J]. Diabetes Research and Clinical Practice, 2024, 209: 111589.

[2] CHUME FC, FREITAS PAC et al. Glycated albumin in diabetes mellitus: a meta-analysis of diagnostic test accuracy [J]. Clinical Chem Lab Med, 2022, 60(7): 961–974.

[3] AJJAN RA, BATTELINO T et al. Continuous glucose monitoring for the routine care of type 2 diabetes mellitus [J]. Nat Rev Endocrinol, 2024, 20(7): 426–440.

[4] CARRILLO-LARCO RM, MIRANDA JJ et al. The HOMA-IR Performance to Identify New Diabetes Cases by Degree of Urbanization and Altitude in Peru: The CRONICAS Cohort Study [J]. Diabetes Research, 2018, 2018: 7434918.

[5] CHEN ZZ, GERSZTEN RE. Metabolomics and Proteomics in Type 2 Diabetes [J]. Circ Research, 2020, 126(11): 1613–1627.

[6] NWOKOLO M, HOVORKA R. The Artificial Pancreas and Type 1 Diabetes [J]. Clinical Endocrinol Metab, 2023, 108(7): 1614–1623.

[7] DEAN PG, KUKLA A et al. Pancreas transplantation [J]. BMJ, 2017, 357: j1321.

[8] HOGREBE NJ, ISHAHAK M et al. Developments in stem cell-derived islet replacement therapy for treating type 1 diabetes [J]. Cell Stem Cell, 2023, 30(5): 530–548.

[9] TOSUR M, PHILIPSON LH. Precision diabetes: Lessons learned from maturity-onset diabetes of the young(MODY) [J]. J Diabetes Investig, 2022, 13(9): 1465–1471.

[10] SONG DK, HONG YS et al. Risk factor control and cardiovascular events in patients with type 2 diabetes mellitus [J]. PLoS One, 2024, 19(2): e0299035.

[11] FU H, LIU S et al. Diabetic kidney diseases revisited: A new perspective for a new era [J]. Mol Metab, 2019, 30: 250–263.

[12] KERNAN WN, FORMAN R et al. Caring for Patients With Diabetes in Stroke Neurology [J]. Stroke, 2023, 54(3): 894–904.

[13] RUZE R, SONG J et al. Mechanisms of obesity- and diabetes mellitus-related pancreatic carcinogenesis: a comprehensive and systematic review [J]. Signal Transduct Target Ther, 2023, 8(1): 139.

[14] GURAYA SY. Association of type 2 diabetes mellitus and the risk of colorectal cancer: A meta-analysis and systematic review [J]. World J Gastroenterol, 2015, 21(19): 6026–6031.

[15] WOJCIECHOWSKA J, KRAJEWSKI W et al. Diabetes and Cancer: a Review of Current Knowledge [J]. Exp Clinical Endocrinol Diabetes, 2016, 124(5): 263–275.

[16] FUNG TH, PATEL B et al. Diabetic retinopathy for the non-ophthalmologist [J]. Clinical Med(Lond), 2022, 22(2): 112–116.

[17] TAN TE, WONG TY. Diabetic retinopathy: Looking forward to 2030 [J]. Front Endocrinol(Lausanne), 2022, 13: 1077669.

[18] RAJESH AE, DAVIDSON OQ et al. Artificial Intelligence and Diabetic

Retinopathy: AI Framework, Prospective Studies, Head-to-head Validation, and Cost-effectiveness [J]. Diabetes Care, 2023, 46(10): 1728–1739.

[19] LIN KY, HSIH WH et al. Update in the epidemiology, risk factors, screening, and treatment of diabetic retinopathy [J]. Diabetes Investig, 2021, 12(8): 1322–1325.

[20] SUN F, SUN Y et al. Engineered mesenchymal stem cell-derived small extracellular vesicles for diabetic retinopathy therapy through HIF-1alpha/EZH2/PGC-1alpha pathway [J]. Bioact Mater, 2024, 33: 444–459.

[21] RASOULINEJAD SA, MAROUFI F. CRISPR-Based Genome Editing as a New Therapeutic Tool in Retinal Diseases [J]. Mol Biotechnol, 2021, 63(9): 768–779.

[22] ZHOU J, CHEN B. Retinal Cell Damage in Diabetic Retinopathy [J]. Cells, 2023, 12(9).

[23] 中华医学会眼科学分会眼底病学组，中国医师协会眼科医师分会眼底病学组．我国糖尿病视网膜病变临床诊疗指南（2022年）[J]．中华眼底病杂志，2023, 39(2): 99–124.

[24] BRYL A, MRUGACZ M et al. The Effect of Diet and Lifestyle on the Course of Diabetic Retinopathy—A Review of the Literature [J]. Nutrients, 2022, 14(6).

[25] HANSSEN H, STREESE L et al. Retinal vessel diameters and function in cardiovascular risk and disease [J]. Prog Retin Eye Research, 2022, 91: 101095.

[26] ZHU Z, SHANG X et al. Impact of Retinopathy and Systemic Vascular Comorbidities on All-Cause Mortality [J]. Front Endocrinol(Lausanne), 2021, 12: 750017.

[27] MIDENA E, ZENNARO L et al. Comparison of 50 degrees handheld

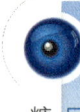

fundus camera versus ultra-widefield table-top fundus camera for diabetic retinopathy detection and grading [J]. Eye(Lond), 2023, 37(14): 2994–2999.

[28] OSHITARI T, MITAMURA Y. Optical coherence tomography for complete management of patients with diabetic retinopathy [J]. Curr Diabetes Rev, 2010, 6(4): 207–214.

[29] MUNK MR, SOMFAI GM et al. The Role of Intravitreal Corticosteroids in the Treatment of DME: Predictive OCT Biomarkers [J]. Int J Mol Sci, 2022, 23(14).

[30] SZETO SK, LAI TY et al. Optical coherence tomography in the management of diabetic macular oedema [J]. Prog Retin Eye Research, 2024, 98: 101220.

[31] SILVA PS, DELA CRUZ AJ et al. Diabetic Retinopathy Severity and Peripheral Lesions Are Associated with Nonperfusion on Ultrawide Field Angiography [J]. Ophthalmology, 2015, 122(12): 2465–2472.

[32] WAHEED NK, ROSEN RB et al. Optical coherence tomography angiography in diabetic retinopathy [J]. Prog Retin Eye Research, 2023, 97: 101206.

[33] KOLOMEYER AM, BAUMRIND BR et al. Fundus autofluo Researchcence and colour fundus imaging compared during telemedicine screening in patients with diabetes [J]. Telemed Telecare, 2013, 19(4): 209–212.

[34] FUJIOKA S, KARASHIMA K et al. Correlation between higher blood flow velocity in the central retinal vein than in the central retinal artery and severity of nonproliferative diabetic retinopathy [J]. Jpn J Ophthalmol, 2006, 50(4): 312–317.

[35] FU J, PRASAD HC. Changing epidemiology of metabolic syndrome and type 2 diabetes in Chinese youth [J]. Curr Diab Rep, 2014, 14(1): 447.

[36] FERM ML, DESALVO DJ et al. Clinical and Demographic Factors Associated With Diabetic Retinopathy Among Young Patients With Diabetes [J]. JAMA Netw Open, 2021, 4(9): e2126126.

[37] KLEIN R, KLEIN BE et al. The Wisconsin epidemiologic study of diabetic retinopathy. II. Prevalence and risk of diabetic retinopathy when age at diagnosis is less than 30 years [J]. Arch Ophthalmol, 1984, 102(4): 520–526.

[38] CIOANA M, DENG J et al. Global Prevalence of Diabetic Retinopathy in Pediatric Type 2 Diabetes: A Systematic Review and Meta-analysis [J]. JAMA Netw Open, 2023, 6(3): e231887.

[39] SONG SH. Significant retinopathy in young-onset type 2 vs. type 1 diabetes: a Clinical observation [J]. Int J Clinical Practice, 2016, 70(10): 853–860.

[40] SUROWIEC P, MATEJKO B et al. Low prevalence of diabetic retinopathy in patients with long-term type 1 diabetes and current good glycemic control-one-center retrospective assessment [J]. Endocrine, 2022, 75(2): 427–436.

[41] DAN AO, STEFANESCU-DIMA A et al. Early Retinal Microvascular Alterations in Young Type 1 Diabetic Patients without Clinical Retinopathy [J]. Diagnostics(Basel), 2023, 13(9).

[42] VEIBY N, SIMEUNOVIC A et al. Retinal venular oxygen saturation is associated with non-proliferative diabetic retinopathy in young patients with type 1 diabetes [J]. Acta Ophthalmol, 2022, 100(4): 388–394.

[43] DUPAS B, MINVIELLE W et al. Association Between Vessel Density and Visual Acuity in Patients With Diabetic Retinopathy and Poorly Controlled Type 1 Diabetes [J]. JAMA Ophthalmol, 2018, 136(7): 721–728.

[44] GROUP TS. Development and ProgResearchsion of Diabetic Retinopathy in Adolescents and Young Adults With Type 2 Diabetes: Researchults From the TODAY Study [J]. Diabetes Care, 2021, 45(5): 1049-1055.

[45] BJORNSTAD P, DART A et al. ISPAD Clinical Practice Consensus Guidelines 2022: Microvascular and macrovascular complications in children and adolescents with diabetes [J]. Pediatr Diabetes, 2022, 23(8): 1432-1450.

[46] WANG SY, ANDREWS CA et al. Ophthalmic Screening Patterns Among Youths With Diabetes Enrolled in a Large US Managed Care Network [J]. JAMA Ophthalmol, 2017, 135(5): 432-438.

[47] COUNTRY MW. Retinal metabolism: A comparative look at energetics in the retina [J]. Brain Research, 2017, 1672: 50-57.

[48] MENG Z, CHEN Y et al. Exploring the Immune Infiltration Landscape and M2 Macrophage-Related Biomarkers of Proliferative Diabetic Retinopathy [J]. Front Endocrinol(Lausanne), 2022, 13: 841813.

[49] EMERY M, NANCHEN N et al. Biological Characterization of Gene Researchponse to Insulin-Induced Hypoglycemia in Mouse Retina [J]. PLoS One, 2016, 11(2): e0150266.

[50] TANG Q, BUONFIGLIO F et al. Diabetic Retinopathy: New Treatment Approaches Targeting Redox and Immune Mechanisms [J]. Antioxidants(Basel), 2024, 13(5).

[51] MILLER DJ, CASCIO MA et al. Diabetic Retinopathy: The Role of Mitochondria in the Neural Retina and Microvascular Disease [J]. Antioxidants(Basel), 2020, 9(10).

[52] KENNEDY A, FRANK RN. The influence of glucose concentration and hypoxia on VEGF secretion by cultured retinal cells [J]. Curr Eye Research, 2011, 36(2): 168-177.

[53] CLEMENTE-SUAREZ VJ, MIELGO-AYUSO J et al. The Burden of Carbohydrates in Health and Disease [J]. Nutrients, 2022, 14(18).

[54] HSING SC, LIN C et al. Glycemic Gap as a Useful Surrogate Marker for Glucose Variability and ProgResearchsion of Diabetic Retinopathy [J]. J Pers Med, 2021, 11(8).

[55] The relationship of glycemic exposure(HbA1c) to the risk of development and progResearchsion of retinopathy in the diabetes control and complications trial [J]. Diabetes, 1995, 44(8): 968–983.

[56] TECCE N, CENNAMO G et al. Exploring the Impact of Glycemic Control on Diabetic Retinopathy: Emerging Models and Prognostic Implications [J]. J Clinical Med, 2024, 13(3).

[57] HSU CR, CHEN YT et al. Glycemic variability and diabetes retinopathy: a missing link [J]. J Diabetes Complications, 2015, 29(2): 302–306.

[58] SAW M, WONG VW et al. New anti-hyperglycaemic agents for type 2 diabetes and their effects on diabetic retinopathy [J]. Eye(Lond), 2019, 33(12): 1842–1851.

[59] MARSO SP, BAIN SC et al. Semaglutide and Cardiovascular Outcomes in Patients with Type 2 Diabetes [J]. N Engl J Med, 2016, 375(19): 1834–1844.

[60] VILSBOLL T, BAIN SC et al. Semaglutide, reduction in glycated haemoglobin and the risk of diabetic retinopathy [J]. Diabetes Obes Metab, 2018, 20(4): 889–897.

[61] GROUP UKPDS. Tight blood Researchsure control and risk of macrovascular and microvascular complications in type 2 diabetes: UKPDS 38. UK Prospective Diabetes Study Group [J]. BMJ, 1998, 317(7160): 703–713.

[62] LIU L, QUANG ND et al. Hypertension, blood Researchsure control and

diabetic retinopathy in a large population-based study [J]. PLoS One, 2020, 15(3): e0229665.

[63] WANG B, WANG F et al. Effects of RAS inhibitors on diabetic retinopathy: a systematic review and meta-analysis [J]. Lancet Diabetes Endocrinol, 2015, 3(4): 263–274.

[64] ZHONG P, TAN S et al. Normal-weight central obesity and risk of cardiovascular and microvascular events in adults with prediabetes or diabetes: Chinese and British cohorts [J]. Diabetes Metab Research Rev, 2023, 39(8): e3707.

[65] WAN H, WANG Y et al. Associations between abdominal obesity indices and diabetic complications: Chinese visceral adiposity index and neck circumference [J]. Cardiovasc Diabetol, 2020, 19(1): 118.

[66] CHEW EY, KLEIN ML et al. Association of elevated serum lipid levels with retinal hard exudate in diabetic retinopathy. Early Treatment Diabetic Retinopathy Study(ETDRS) Report 22 [J]. Arch Ophthalmol, 1996, 114(9): 1079–1084.

[67] COLHOUN HM, BETTERIDGE DJ et al. Primary prevention of cardiovascular disease with atorvastatin in type 2 diabetes in the Collaborative Atorvastatin Diabetes Study(CARDS): multicentre randomised placebo-controlled trial [J]. Lancet, 2004, 364(9435): 685–696.

[68] EID S, SAS KM et al. New insights into the mechanisms of diabetic complications: role of lipids and lipid metabolism [J]. Diabetologia, 2019, 62(9): 1539–1549.

[69] KEECH A, SIMES RJ et al. Effects of long-term fenofibrate therapy on cardiovascular events in 9795 people with type 2 diabetes mellitus(the FIELD study): randomised controlled trial [J]. Lancet, 2005,

366(9500): 1849–1861.

[70] DAVILA-CERVANTES CA. The burden of type 2 diabetes in adolescents and young adults in Mexico: analysis from the Global Burden of Disease Study, 1990 to 2019［J］. J Diabetes Metab Disord, 2023, 22(2): 1673–1684.

[71] 佚名. 中国居民营养与慢性病状况报告（2020年）［J］. 营养学报, 2020, 42(6): 521.

[72] WONG TY, CHEUNG CM et al. Diabetic retinopathy［J］. Nat Rev Dis Primers, 2016, 2: 16012.

[73] COLE JB, FLOREZ JC. Genetics of diabetes mellitus and diabetes complications［J］. Nat Rev Nephrol, 2020, 16(7): 377–390.

[74] BURDON KP, FOGARTY RD et al. Genome-wide association study for sight-threatening diabetic retinopathy reveals association with genetic variation near the GRB2 gene［J］. Diabetologia, 2015, 58(10): 2288–2297.

[75] MENG W, SHAH KP et al. A genome-wide association study suggests new evidence for an association of the NADPH Oxidase 4(NOX4) gene with severe diabetic retinopathy in type 2 diabetes［J］. Acta Ophthalmol, 2018, 96(7): e811–e819.

[76] POLLACK S, IGO RP, JR. et al. Multiethnic Genome-Wide Association Study of Diabetic Retinopathy Using Liability ThResearchhold Modeling of Duration of Diabetes and Glycemic Control［J］. Diabetes, 2019, 68(2): 441–456.

[77] KLEIN R, KLEIN BE et al. The Wisconsin Epidemiologic Study of Diabetic Retinopathy: XVII. The 14-year incidence and progResearchsion of diabetic retinopathy and associated risk factors in type 1 diabetes［J］. Ophthalmology, 1998, 105(10): 1801–1815.

[78] OZAWA GY, BEARSE MA, JR. et al. Male-female differences in diabetic retinopathy? [J]. Curr Eye Research, 2015, 40(2): 234–246.

[79] NUGAWELA MD, GURUDAS S et al. Development and validation of predictive risk models for sight threatening diabetic retinopathy in patients with type 2 diabetes to be applied as triage tools in Researchource limited settings [J]. EClinicalMedicine, 2022, 51: 101578.

[80] WONG TY, SUN J et al. Guidelines on Diabetic Eye Care: The International Council of Ophthalmology Recommendations for Screening, Follow-up, Referral, and Treatment Based on Researchource Settings [J]. Ophthalmology, 2018, 125(10): 1608–1622.

[81] DE FAUW J, LEDSAM JR et al. Clinically applicable deep learning for diagnosis and referral in retinal disease [J]. Nat Med, 2018, 24(9): 1342–1350.

[82] ABRAMOFF MD, LAVIN PT et al. Pivotal trial of an autonomous AI-based diagnostic system for detection of diabetic retinopathy in primary care offices [J]. NPJ Digit Med, 2018, 1: 39.

[83] RAMASAMY K, MISHRA C et al. Telemedicine in diabetic retinopathy screening in India [J]. Indian J Ophthalmol, 2021, 69(11): 2977–2986.

[84] MEHRA AA, SOFTING A et al. Diabetic Retinopathy Telemedicine Outcomes With Artificial Intelligence-Based Image Analysis, Reflex Dilation, and Image Overread [J]. Am J Ophthalmol, 2022, 244: 125–132.

[85] PANOZZO G, CICINELLI MV et al. An optical coherence tomography-based grading of diabetic maculopathy proposed by an international expert panel: The European School for Advanced Studies in Ophthalmology classification [J]. Eur J Ophthalmol, 2020, 30(1): 8–18.

[86] Early photocoagulation for diabetic retinopathy. ETDRS report number 9.

Early Treatment Diabetic Retinopathy Study Researchearch Group [J]. Ophthalmology, 1991, 98(5 Suppl): 766–785.

[87] BROWNING DJ: Diabetic Retinopathy Evidence-Based Management [M]. 6035 Fairview Road Charlotte NC 28210 USA: Springer, 2010.

[88] LIN Z, DENG A et al. Advances in targeted retinal photocoagulation in the treatment of diabetic retinopathy [J]. Front Endocrinol(Lausanne), 2023, 14: 1108394.

[89] LOIS N, CAMPBELL C et al. Diabetic Macular Edema and Diode SubthResearchhold Micropulse Laser: A Randomized Double-Masked Noninferiority Clinical Trial [J]. Ophthalmology, 2023, 130(1): 14–27.

[90] DIABETIC RETINOPATHY Clinical ResearchEARCH N, ELMAN MJ et al. Randomized trial evaluating ranibizumab plus prompt or deferred laser or triamcinolone plus prompt laser for diabetic macular edema [J]. Ophthalmology, 2010, 117(6): 1064–1077 e1035.

[91] BResearchSLER NM, BEAULIEU WT et al. Early Researchponse to Anti-Vascular Endothelial Growth Factor and Two-Year Outcomes Among Eyes With Diabetic Macular Edema in Protocol T [J]. Am J Ophthalmol, 2018, 195: 93–100.

[92] BAKER CW, GLASSMAN AR et al. Effect of Initial Management With Aflibercept vs Laser Photocoagulation vs Observation on Vision Loss Among Patients With Diabetic Macular Edema Involving the Center of the Macula and Good Visual Acuity: A Randomized Clinical Trial [J]. JAMA, 2019, 321(19): 1880–1894.

[93] WRITING COMMITTEE FOR THE DIABETIC RETINOPATHY Clinical ResearchEARCH N, GROSS JG et al. Panretinal Photocoagulation vs Intravitreous Ranibizumab for Proliferative Diabetic Retinopathy: A Randomized Clinical Trial [J]. JAMA, 2015, 314(20):

2137-2146.

[94] GROSS JG, GLASSMAN AR et al. Five-Year Outcomes of Panretinal Photocoagulation vs Intravitreous Ranibizumab for Proliferative Diabetic Retinopathy: A Randomized Clinical Trial [J]. JAMA Ophthalmol, 2018, 136(10): 1138-1148.

[95] WALTON M, BOJKE L et al. Anti-Vascular Endothelial Growth Factor Drugs Compared With Panretinal Photocoagulation for the Treatment of Proliferative Diabetic Retinopathy: A Cost-Effectiveness Analysis [J]. Value Health, 2024, 27(7): 907-917.

[96] HUTTON DW, STEIN JD et al. Five-Year Cost-effectiveness of Intravitreous Ranibizumab Therapy vs Panretinal Photocoagulation for Treating Proliferative Diabetic Retinopathy: A Secondary Analysis of a Randomized Clinical Trial [J]. JAMA Ophthalmol, 2019, 137(12): 1424-1432.

[97] CHATZIRALLI I, TOUHAMI S et al. Disentangling the association between retinal non-perfusion and anti-VEGF agents in diabetic retinopathy [J]. Eye(Lond), 2022, 36(4): 692-703.

[98] YAU JW, ROGERS SL et al. Global prevalence and major risk factors of diabetic retinopathy [J]. Diabetes Care, 2012, 35(3): 556-564.

[99] ROH MI, KIM HS et al. Effect of intravitreal bevacizumab injection on aqueous humor cytokine levels in Clinically significant macular edema [J]. Ophthalmology, 2009, 116(1): 80-86.

[100] ROMERO-AROCA P, BAGET-BERNALDIZ M et al. Diabetic Macular Edema Pathophysiology: Vasogenic versus Inflammatory [J]. Diabetes Research, 2016, 2016: 2156273.

[101] BROWNING DJ, STEWART MW et al. Diabetic macular edema: Evidence-based management [J]. Indian J Ophthalmol, 2018, 66(12):

1736–1750.

[102] BResearchSLER NM, BEAULIEU WT et al. Persistent Macular Thickening Following Intravitreous Aflibercept, Bevacizumab, or Ranibizumab for Central-Involved Diabetic Macular Edema With Vision Impairment: A Secondary Analysis of a Randomized Clinical Trial [J]. JAMA Ophthalmol, 2018, 136(3): 257–269.

[103] CHAWAN-SAAD J, WU M et al. Corticosteroids for Diabetic Macular Edema [J]. Taiwan J Ophthalmol, 2019, 9(4): 233–242.

[104] WYKOFF CC, CHAKRAVARTHY U et al. Long-term Effects of Intravitreal 0.19 mg Fluocinolone Acetonide Implant on ProgResearchsion and RegResearchsion of Diabetic Retinopathy [J]. Ophthalmology, 2017, 124(4): 440–449.

[105] SHUGHOURY A, BHATWADEKAR A et al. The evolving therapeutic landscape of diabetic retinopathy [J]. Expert Opin Biol Ther, 2023, 23(10): 969–985.

[106] SHIRLEY M. Faricimab: First Approval [J]. Drugs, 2022, 82(7): 825–830.

[107] MUNS SM, VILLEGAS VM et al. Update on current pharmacologic therapies for diabetic retinopathy [J]. Expert Opin Pharmacother, 2023, 24(14): 1577–1593.

[108] ROWE LW, CIULLA TA. Gene Therapy for Non-Hereditary Retinal Disease: Age-Related Macular Degeneration, Diabetic Retinopathy, and Beyond [J]. Genes(Basel), 2024, 15(6).

[109] KARIMI S, FAKHRI N et al. Incidence and management of acute endophthalmitis after intravitreal injection of bevacizumab [J]. Int Ophthalmol, 2022, 42(6): 1827–1833.

[110] MONTOLIO-MARZO S, VIDAL-OLIVER L et al. Differential diagnosis

of endophthalmitis after intravitreal drug injection for age related macular degeneration: sterile vs. infectious [J]. Arch Soc Esp Oftalmol(Engl Ed), 2023, 98(7): 367–376.

[111] Early vitrectomy for severe vitreous hemorrhage in diabetic retinopathy. Two-year Researchults of a randomized trial. Diabetic Retinopathy Vitrectomy Study report 2. The Diabetic Retinopathy Vitrectomy Study Researchearch Group [J]. Arch Ophthalmol, 1985, 103(11): 1644–1652.

[112] Early vitrectomy for severe vitreous hemorrhage in diabetic retinopathy. Four-year Researchults of a randomized trial: Diabetic Retinopathy Vitrectomy Study Report 5 [J]. Arch Ophthalmol, 1990, 108(7): 958–964.

[113] AREVALO JF, BEATSON B. Pre-operative intravitreal bevacizumab for tractional retinal detachment secondary to proliferative diabetic retinopathy: the Alvaro Rodriguez lecture [J]. Int J Retina Vitreous, 2023, 9(1): 29.

[114] CHEN E, PARK CH. Use of intravitreal bevacizumab as a preoperative adjunct for tractional retinal detachment repair in severe proliferative diabetic retinopathy [J]. Retina, 2006, 26(6): 699–700.

[115] ISHIKAWA K, HONDA S et al. Preferable use of intravitreal bevacizumab as a pretreatment of vitrectomy for severe proliferative diabetic retinopathy [J]. Eye(Lond), 2009, 23(1): 108–111.

[116] XU Y, XIE C et al. Optimal timing of preoperative intravitreal anti-VEGF injection for proliferative diabetic retinopathy patients [J]. Int J Ophthalmol, 2022, 15(10): 1619–1626.

[117] TOMBOLINI B, BORRELLI E et al. Diabetic macular ischemia [J]. Acta Diabetol, 2022, 59(6): 751–759.

[118] YANG D, TANG Z et al. Assessment of Parafoveal Diabetic Macular

Ischemia on Optical Coherence Tomography Angiography Images to Predict Diabetic Retinal Disease ProgResearchsion and Visual Acuity Deterioration [J]. JAMA Ophthalmol, 2023, 141(7): 641–649.

[119] CHEUNG CMG, PEARCE E et al. Looking Ahead: Visual and Anatomical Endpoints in Future Trials of Diabetic Macular Ischemia [J]. Ophthalmologica, 2021, 244(5): 451–464.

[120] JEGANATHAN VS, WANG JJ et al. Ocular associations of diabetes other than diabetic retinopathy [J]. Diabetes Care, 2008, 31(9): 1905–1912.

[121] LUO XY, TAN NYQ et al. Direct and Indirect Associations Between Diabetes and Intraocular PResearchsure: The Singapore Epidemiology of Eye Diseases Study [J]. Invest Ophthalmol Vis Sci, 2018, 59(5): 2205–2211.

[122] TANG Y, SHI Y et al. The mechanism and therapeutic strategies for neovascular glaucoma secondary to diabetic retinopathy [J]. Front Endocrinol(Lausanne), 2023, 14: 1102361.

[123] SENTHIL S, DADA T et al. Neovascular glaucoma—A review [J]. Indian J Ophthalmol, 2021, 69(3): 525–534.

[124] KELKAR A, KELKAR J et al. Cataract surgery in diabetes mellitus: A systematic review [J]. Indian J Ophthalmol, 2018, 66(10): 1401–1410.

[125] KADOR PF, WYMAN M et al. Aldose reductase, ocular diabetic complications and the development of topical Kinostat(R) [J]. Prog Retin Eye Research, 2016, 54: 1–29.

[126] HASHIM Z, ZARINA S. Osmotic st Researchs induced oxidative damage: possible mechanism of cataract formation in diabetes [J]. Diabetes Complications, 2012, 26(4): 275–279.

[127] SQUIRRELL D, BHOLA R et al. A prospective, case controlled study of the natural history of diabetic retinopathy and maculopathy after

uncomplicated phacoemulsification cataract surgery in patients with type 2 diabetes [J]. Br J Ophthalmol, 2002, 86(5): 565–571.

[128] PATEL JI, HYKIN PG et al. Diabetic cataract removal: postoperative progResearchsion of maculopathy—growth factor and Clinical analysis [J]. Br J Ophthalmol, 2006, 90(6): 697–701.

[129] DIABETIC RETINOPATHY Clinical ResearchEARCH NETWORK AUTHORS/WRITING C, BAKER CW et al. Macular edema after cataract surgery in eyes without preoperative central-involved diabetic macular edema [J]. JAMA Ophthalmol, 2013, 131(7): 870–879.

[130] YUMUSAK E, ORNEK K. Comparison of Perioperative Ranibizumab Injections for Diabetic Macular Edema in Patients Undergoing Cataract Surgery [J]. Ophthalmol, 2016, 2016: 7945619.

[131] MOZAFFARIEH M, HEINZL H et al. Clinical outcomes of phacoemulsification cataract surgery in diabetes patients: visual function(VF-14), visual acuity and patient satisfaction [J]. Acta Ophthalmol Scand 2005, 83(2): 176–183.

[132] DERVENIS P, DERVENIS N et al. Anti-vascular endothelial growth factors in combination with vitrectomy for complications of proliferative diabetic retinopathy [J]. Cochrane Database Syst Rev 2023, 5(5): CD008214.

[133] FAVARD C, GUYOT-ARGENTON C et al. Full panretinal photocoagulation and early vitrectomy improve prognosis of florid diabetic retinopathy [J]. Ophthalmology 1996, 103(4): 561–574.

[134] STEEL DH, CONNOR A et al. Entry site treatment to prevent late recurrent postoperative vitreous cavity haemorrhage after vitrectomy for proliferative diabetic retinopathy [J]. Br J Ophthalmol 2010, 94(9): 1219–1225.

结　语

展阅完本书，相信您对糖尿病视网膜病变的防治新理念已经了然于心。

如果您是糖尿病患者，建议对照本书，寻求专业机构评估眼部情况。

如果您是内科医生，建议将本书中糖尿病视网膜病变的综合防治理念分享给您的同事和患者，有助于大家避免在防盲的路上踩坑。

如果您是眼科专业医师，我希望本书的理论和实践内容，能给您的临床和科研工作带来启发。

待到春花烂漫时，他在丛中笑！

完成于 2024 年 12 月底上海

糖尿病视网膜病变风险自我判断调查问卷

1. 您的糖尿病病程是多久？

    ○ A. 1~2 年（**非高危**，但需注意早期监测）

    ○ B. 3~10 年（需关注，**可能高危**）

    ○ C. 11~20 年（**高危**）

    ○ D. 21~30 年（**极高危**）

    ○ E. 31 年以上（**极高危**）

2. 您的糖尿病类型是？

    ○ A. 1 型糖尿病（**高危**，特别是病程长者）

    ○ B. 2 型糖尿病（需关注家族遗传史，**可能高危**）

    ○ C. 不确定（需进一步确认类型）

3. 您家族中是否有糖尿病视网膜病变的聚集现象？

    ○ A. 是（**极高危**）

    ○ B. 否

    ○ C. 不确定（建议了解家族病史）

4. 您的糖化血红蛋白（HbA1c）水平通常控制在？

    ○ A. 低于 6.5%（**非高危**）

    ○ B. 6.5%~7.5%（需关注，**可能高危**）

    ○ C. 7.5%~8.5%（**高危**）

    ○ D. 高于 8.5%（**极高危**）

5. 您是否有高血脂的情况?

   ○ A. 是，血清总胆固醇和 / 或甘油三酯高（**高危**）

   ○ B. 否

   ○ C. 不确定（建议检查血脂水平）

6. 您接受治疗后的血压通常控制在?

   ○ A. 收缩压 <140 mmHg 且舒张压 <90 mmHg（**非高危**）

   ○ B. 收缩压 ≥ 140 mmHg 或舒张压 ≥ 90 mmHg（**高危**）

   ○ C. 不确定（建议定期监测血压）

7. 您是否有蛋白尿的情况?

   ○ A. 是（**高危**，与黄斑水肿显著相关）

   ○ B. 否

   ○ C. 不确定（建议检查尿常规）

8. 您是否患有糖尿病神经病变、心脑血管病、肾病、足溃疡、足截肢等全身并发症?

   ○ A. 是，患有其中一种或多种（**极高危**）

   ○ B. 否

   ○ C. 不确定（建议全面检查身体状况）

9. 您的性别是?

   ○ A. 男（**高危**发展为晚期 DR）

   ○ B. 女

10. 您的生活习惯如何?

    ○ A. 良好，不抽烟，适量饮酒，作息规律，心理压力适中（**非高危**）

    ○ B. 一般，有抽烟或过度饮酒习惯，或作息不规律，或心理压力大（需关注，**可能高危**）

○ C. 不良，经常抽烟，过度饮酒，久坐，作息不规律，心理压力大（**高危**）

11. 您居住的地区是？

　　○ A. 城市（相对**非高危**，但需注意城市生活压力）

　　○ B. 农村（**可能高危**，特别是卫生条件较差地区）

　　○ C. 不确定（如经常变换居住地，需关注环境变化）

12. 您患糖尿病后是否处于妊娠期或近期有过妊娠经历？

　　○ A. 是，我目前处于妊娠期（**高危**，妊娠是 DR 进展的危险因素）

　　○ B. 是，我近期有过妊娠经历（需关注产后恢复情况）

　　○ C. 否

13. 您是否有严重胰岛素缺乏或抵抗的情况？

　　○ A. 是（**高危**，可能是 DR 的重要危险因素）

　　○ B. 否

　　○ C. 不确定（建议检查胰岛素水平）

14. 您是否有以下症状：早晨起来眼睑水肿，且轻度中度视力模糊？明亮环境下视力下降？视物变形扭曲？

　　○ A. 是（黄斑水肿**高危**）

　　○ B. 否

　　○ C. 不确定（建议检查）

15. 您是否有以下症状：眼前出现黑点？黑影？絮状物？红黑色流动液体？雾状笼罩？突发视力下降？

　　○ A. 是（玻璃体出血**高危**）

　　○ B. 否

　　○ C. 不确定（建议检查）

16. **您是否有以下症状：视力显著下降？黑影遮挡视野？**

    ○ A. 是（玻璃体出血或视网膜脱离**高危**）

    ○ B. 否

    ○ C. 不确定（建议检查）

17. **您是否从未按照要求进行眼底检查**

    ○ A. 是（建议检查）

    ○ B. 否

    ○ C. 不确定（建议检查）

说明：本调查问卷旨在帮助您初步判断自己患糖尿病视网膜病变的风险。请根据您的实际情况选择最符合的选项，并标注出哪些是高危因素，或建议检查的选项。如果您在多个方面存在高风险因素，建议尽快就医进行专业检查和评估。